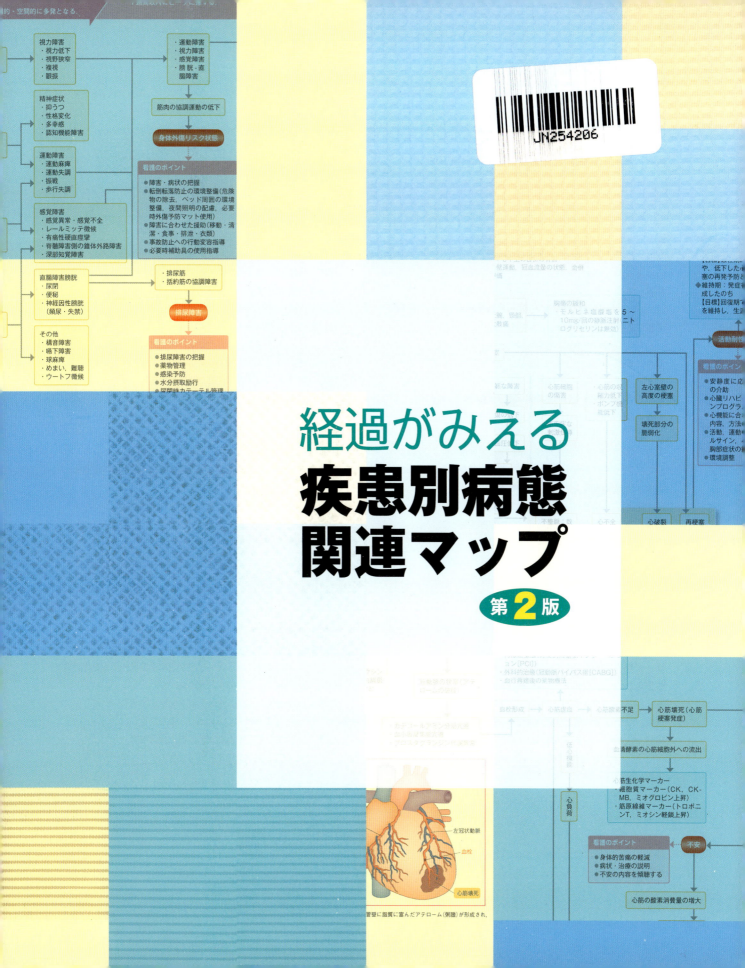

監修

山口瑞穂子(順天堂大学基礎看護学名誉教授)
関口　恵子(元弘前医療福祉大学保健学部看護学科教授)

執筆者(五十音順)

青木きよ子(順天堂大学医療看護学研究科教授)
厚美　彰子(順天堂大学医療看護学部助教)
石川ふみよ(上智大学総合人間科学部看護学科教授)
井澤　晴美(独立行政法人地域医療機能推進機構
　　　　　　東京新宿メディカルセンター附属看護専門学校専任教員)
伊藤　正恵(心身障害児総合医療療育センター
　　　　　　整肢療護園Ⅱ病棟看護師)
今井　雅子(独立行政法人地域医療機能推進機構
　　　　　　東京新宿メディカルセンター看護師)
鵜澤久美子(順天堂大学医療看護学部助教)
大隈　直子(独立行政法人地域医療機能推進機構
　　　　　　九州病院副看護部長)
大澤　健司(独立行政法人地域医療機能推進機構
　　　　　　東京新宿メディカルセンター附属看護専門学校専任教員)
岡本　隆寛(順天堂大学医療看護学部准教授)
荻津佳奈江(順天堂大学医学部附属順天堂医院看護部看護師)
尾﨑　道江(茨城キリスト教大学看護学部看護学科教授)
金子多喜子(杏林大学保健学部看護学科講師)
喜多笑美子(元順天堂大学医学部附属浦安病院看護部長)
北川さなえ(元独立行政法人地域医療機能推進機構
　　　　　　東京新宿メディカルセンター附属看護専門学校教務主任)
窪田　マキ(国立療養所奄美和光園副看護師長)
酒井　礼子(独立行政法人地域医療機能推進機構
　　　　　　東京新宿メディカルセンター看護師長)
佐々木亜子(順天堂大学医学部附属浦安病院看護部長)
佐野なつめ(独立行政法人地域医療機能推進機構
　　　　　　東京新宿メディカルセンター附属看護専門学校専任教員)
宍戸　宣子(元順天堂大学医学部附属浦安病院看護師長)
島村　純子(独立行政法人地域医療機能推進機構
　　　　　　東京新宿メディカルセンター看護師長)
下西　麻美(順天堂大学医学部附属順天堂医院看護師長)

鈴木　淳子(順天堂大学医学部附属
　　　　　　順天堂東京江東高齢者医療センター看護部長)
瀬尾　昌枝(国立障害者リハビリテーションセンター病院看護師)
高谷真由美(順天堂大学医療看護学部准教授)
武井　香苗(元順天堂大学医学部附属浦安病院看護師長)
谷村恵美子(元順天堂大学医学部附属順天堂医院
　　　　　　看護業務課手術室業務課課長)
田村南海子(上智大学総合人間科学部看護学科助手)
照沼　則子(順天堂大学医学部附属順天堂医院看護部長)
堂園　道子(独立行政法人地域医療機能推進機構
　　　　　　東京新宿メディカルセンター副看護部長)
鳥谷部友美子(元順天堂大学医学部附属浦安病院看護師)
中島　淑恵(東北大学大学院医工学研究科特任助教)
長富美恵子(順天堂大学医学部附属静岡病院感染対策室看護師/
　　　　　　感染症看護専門看護師)
林　　幸子(獨協医科大学看護学部看護学科助教)
樋野　恵子(順天堂大学医療看護学部助教)
古屋　千晶(順天堂大学医療看護学部助教)
本田　里香(独立行政法人地域医療機能推進機構
　　　　　　東京新宿メディカルセンター附属看護専門学校専任教員)
松野　敦子(元独立行政法人地域医療機能推進機構
　　　　　　東京新宿メディカルセンター看護師長)
水谷　郷美(順天堂大学医療看護学部非常勤助教)
三井美恵子(独立行政法人地域医療機能推進機構
　　　　　　東京山手メディカルセンター附属看護専門学校専任教員)
村岡　宏子(東邦大学看護学部教授)
茂木真由美(独立行政法人地域医療機能推進機構
　　　　　　東京新宿メディカルセンター看護師長)
百瀬　千尋(独立行政法人地域医療機能推進機構
　　　　　　東京新宿メディカルセンター附属看護専門学校教務主任)
山本佳代子(国際医療福祉大学小田原保健医療学部看護学科講師)

編集担当　田口由利
編集協力　吉田りか
カバー・表紙デザイン　上條　正
本文イラスト　志賀　均, 日本グラフィックス

はじめに

　看護の必要度が高まるなか，専門職者としてよりよい看護を提供していくには，瞬時に患者の状態をアセスメントし，科学的かつ的確な看護を判断して実践することが重要です．
　そこで，患者の全体像を理解するためには，疾患の経過に重点をおき，看護を全体的に把握できるものが必要と考え，『経過がみえる疾患別病態関連マップ』を2013年に発刊し，多くの皆様に活用されてきました．
　このたび，『NANDA-I［2015-2017］』の看護診断名が一部変更された関係で，看護問題を新しい看護診断名で表記することにしました．それに伴い全体的に見直し，新しい知見，必要な情報を追加修正しました．
　本書の特徴は初版と同様に以下になります．
　①病態関連マップを疾患の経過とともに図式化することで，患者の病態の変化を含めた全体像をとらえることができる．
　②この病態関連マップでは，「原因・誘因」「検査・治療」「病態・臨床症状」「看護診断（看護上の問題）」「看護のポイント」までを確認でき，看護計画に役立つ．
　③疾患の全体像とともに発症や急性期，回復期，慢性期などの経過の特徴をとらえ，患者のおかれた状況の理解を助け，看護実践につながるように意図している．
　④受け持った患者の現在の状態を，経過を追い関連づけて瞬時に把握できる．
　⑤疾患に関連する用語説明や疾患の分類表などを掲載し，これらは疾患の理解に役立つ．

　本書に掲載の80疾患は，学習や臨地実習のよりどころとして好評の『疾患別看護過程の展開 第4版』に掲載の疾患と合わせており，看護診断（看護上の問題）も統一しています．
　以上の点から，具体的な知識や裏づけについては，『疾患別看護過程の展開 第4版』と併せて活用することで，各疾患の病態から看護までの流れがわかり，看護過程を全体的に理解することができます．
　忙しさに追われる臨床の場においても，俯瞰的な視点で，かつ科学的根拠に基づいた看護を展開するうえで，本書は十分お役に立てると確信いたします．
　また，高い志をもって看護を学んでいる皆様の看護実践にご活用いただけるよう願っております．
　最後に，ご協力いただいた学研メディカル秀潤社の皆様，関係者の方々に厚くお礼申し上げます．

2015年12月

監修　山口瑞穂子
　　　関口　恵子

本書の使い方

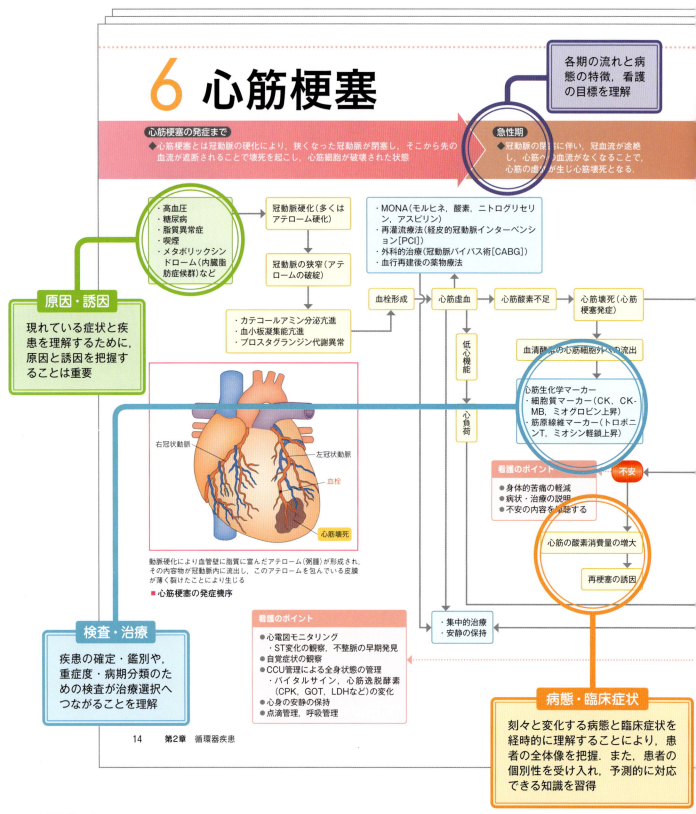

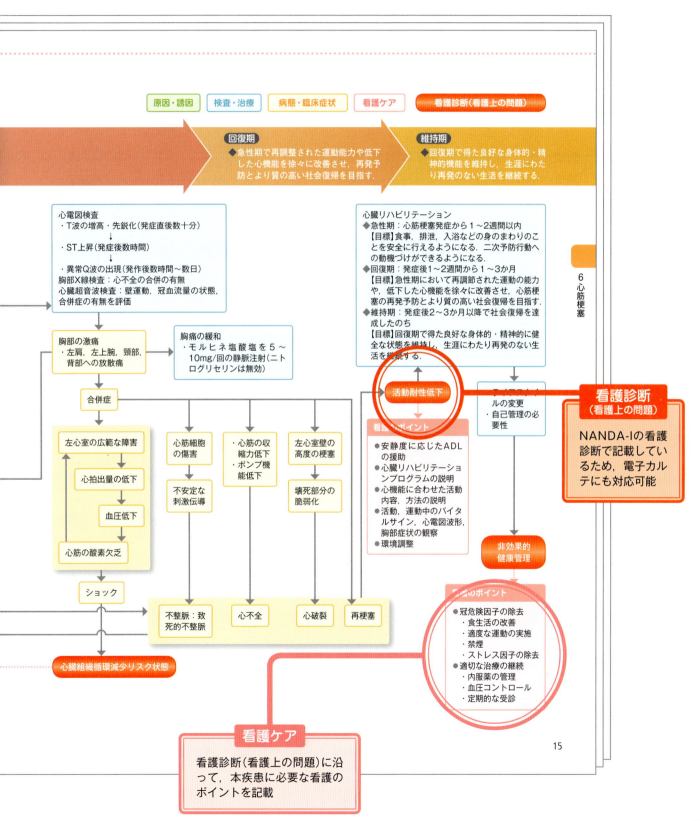

CONTENTS

第1章 呼吸器疾患患者の病態関連マップ

1. 肺がん ———————————————————— 北川さなえ 2
2. 肺炎 —————————————————————— 大隈直子 6
3. 気管支喘息（患児） ———————————————— 古屋千晶 8
4. 気管支拡張症 ————————————————————— 林 幸子 10
5. 慢性閉塞性肺疾患 ———————————————— 百瀬千尋 12

第2章 循環器疾患患者の病態関連マップ

6. 心筋梗塞 ———————————————————— 島村純子 14
7. 狭心症 ————————————————————— 島村純子 16
8. 心不全 ————————————————————— 堂園道子 18
9. 心室中隔欠損症（患児） ————————————— 本田里香 22
10. 大動脈解離 —————————————————— 瀬尾昌枝 24
11. 高血圧 ————————————————————— 大隈直子 26

第3章 血液・造血器疾患患者の病態関連マップ

12. 急性リンパ性白血病（患児） ———————————— 伊藤正恵 28
13. 急性骨髄性白血病 ———————————————— 高谷真由美 32
14. 悪性リンパ腫 —————————————————— 高谷真由美 34
15. 多発性骨髄腫 ———————————————— 照沼則子，下西麻美 36
16. 再生不良性貧血 ——————————————— 照沼則子，荻津佳奈江 38
17. 川崎病（患児） —————————————————— 古屋千晶 40

第4章 消化器疾患患者の病態関連マップ

18. 胃がん ————————————————————— 石川ふみよ 42
19. 胃・十二指腸潰瘍 ————————————————— 中島淑恵 44

20	潰瘍性大腸炎	山本佳代子	48
21	食道がん	田村南海子	50
22	肝がん	田村南海子	52
23	肝炎	高谷真由美	54
24	肝硬変	喜多笑美子, 武井香苗	56
25	胆石症	瀬尾昌枝	58
26	膵がん	瀬尾昌枝	60
27	大腸がん	水谷郷美	62
28	腸閉塞(イレウス)	尾﨑道江	66
29	腸重積症(患児)	今井雅子	68
30	クローン病	田村南海子	70

第5章 内分泌・代謝疾患患者の病態関連マップ

31	1型糖尿病(患児)	厚美彰子	72
32	2型糖尿病	三井美恵子	74
33	甲状腺機能亢進症(バセドウ病)	北川さなえ	76
34	脂質異常症	北川さなえ	78
35	高尿酸血症	金子多喜子	80

第6章 脳・神経疾患患者の病態関連マップ

36	クモ膜下出血	宍戸宣子	82
37	脳梗塞	尾﨑道江	84
38	脳出血	佐野なつめ	86
39	脳腫瘍	尾﨑道江	88
40	重症筋無力症	村岡宏子	90
41	多発性硬化症	鳥谷部友美子	92
42	パーキンソン病	今井雅子	94
43	筋萎縮性側索硬化症	村岡宏子	96
44	てんかん(患児)	本田里香	98
45	認知症	大澤健司	100

第7章 運動器疾患患者の病態関連マップ

- 46 脊髄損傷 ……………………………………………… 三井美恵子 102
- 47 腰椎椎間板ヘルニア ………………………………… 井澤晴美 104
- 48 変形性関節症 ………………………………………… 井澤晴美 106
- 49 先天性股関節脱臼(患児) …………………………… 古屋千晶 108
- 50 大腿骨頸部/転子部骨折 …………………………… 松野敦子 110
- 51 骨粗鬆症 ……………………………………………… 三井美恵子 114

第8章 腎・泌尿器疾患患者の病態関連マップ

- 52 慢性腎臓病 …………………………………………… 青木きよ子 116
- 53 急性糸球体腎炎 ……………………………………… 佐々木亜子 118
- 54 ネフローゼ症候群(患児) …………………………… 窪田マキ 120
- 55 尿路結石症 …………………………………………… 鈴木淳子 122
- 56 膀胱がん ……………………………………………… 鈴木淳子 124
- 57 前立腺がん …………………………………………… 山本佳代子 126

第9章 女性生殖器・婦人科疾患患者の病態関連マップ

- 58 子宮がん ……………………………………………… 酒井礼子 128
- 59 子宮筋腫 ……………………………………………… 酒井礼子 130
- 60 乳がん ………………………………………………… 北川さなえ 132
- 61 卵巣がん ……………………………………………… 山本佳代子 134

第10章 自己免疫疾患患者の病態関連マップ

- 62 関節リウマチ ………………………………………… 樋野恵子 136
- 63 多発性筋炎・皮膚筋炎 ……………………………… 鵜澤久美子 138
- 64 全身性エリテマトーデス …………………………… 青木きよ子 140

第11章 感染症患者の病態関連マップ

- 65 肺結核 ―――――――――――――――――――――――――― 百瀬千尋　142
- 66 帯状疱疹 ―――――――――――――――――――――――― 山口瑞穂子　144
- 67 MRSA感染症 ―――――――――――――――――――――― 長富美恵子　146
- 68 HIV感染症 ――――――――――――――――――――――― 谷村恵美子　148

第12章 皮膚疾患患者の病態関連マップ

- 69 熱傷 ―――――――――――――――――――――――――― 岡本隆寛　150
- 70 アトピー性皮膚炎（患児）――――――――――――――――― 厚美彰子　152

第13章 眼疾患患者の病態関連マップ

- 71 白内障 ――――――――――――――――――――――――― 茂木真由美　154
- 72 緑内障 ――――――――――――――――――――――――― 茂木真由美　156
- 73 網膜剝離 ―――――――――――――――――――――――― 窪田マキ　158

第14章 耳鼻・咽喉疾患患者の病態関連マップ

- 74 喉頭がん ―――――――――――――――――――――――――― 林　幸子　160
- 75 舌がん ――――――――――――――――――――――――――― 林　幸子　162

第15章 精神・神経疾患患者の病態関連マップ

- 76 神経症性障害 ―――――――――――――――――――――― 関口恵子　164
- 77 双極性障害（躁うつ病）――――――――――――――――― 佐野なつめ　166
- 78 統合失調症 ――――――――――――――――――――――― 関口恵子　168
- 79 アルコール依存症 ―――――――――――――――――――― 関口恵子　172
- 80 神経性無食欲症 ――――――――――――――――――――― 岡本隆寛　174

第1章	呼吸器疾患患者の病態関連マップ
第2章	循環器疾患患者の病態関連マップ
第3章	血液・造血器疾患患者の病態関連マップ
第4章	消化器疾患患者の病態関連マップ
第5章	内分泌・代謝疾患患者の病態関連マップ
第6章	脳・神経疾患患者の病態関連マップ
第7章	運動器疾患患者の病態関連マップ
第8章	腎・泌尿器疾患患者の病態関連マップ
第9章	女性生殖器・婦人科疾患患者の病態関連マップ
第10章	自己免疫疾患患者の病態関連マップ
第11章	感染症患者の病態関連マップ
第12章	皮膚疾患患者の病態関連マップ
第13章	眼疾患患者の病態関連マップ
第14章	耳鼻・咽喉疾患患者の病態関連マップ
第15章	精神・神経疾患患者の病態関連マップ

1 肺がん

肺がんの発症まで
◆肺がんとは，気管，気管支，肺胞に発生する悪性腫瘍の総称である．
◆原発性肺がんは，気管支から肺胞のあいだに存在する上皮細胞から発生する．

発症
◆肺がんは発生する部位や組織型によって出現する症状は異なるが，特異的な症状はない．そのため，早期発見でき

発がん物質への曝露
・喫煙，受動喫煙
・大気汚染
・アスベスト
・放射線
・職業環境（ヒ素，マスタードガス，クロム，ニッケルなどの金属加工業従事者，ウラニウム鉱山労働者）
食習慣
・脂質，コレステロールの過剰摂取

上皮の過形成，異型性変化

・がん遺伝子の活性化
・がん抑制遺伝子の不活化

健康診断

・胸部X線検査
・CT・MRI検査
・喀痰細胞診検査
・気管支鏡検査
・胸腔鏡検査
・PET検査（陽電子放出断層撮影）
・腫瘍マーカー
・遠隔転移の検索

咳・血痰などの症状

肺がん

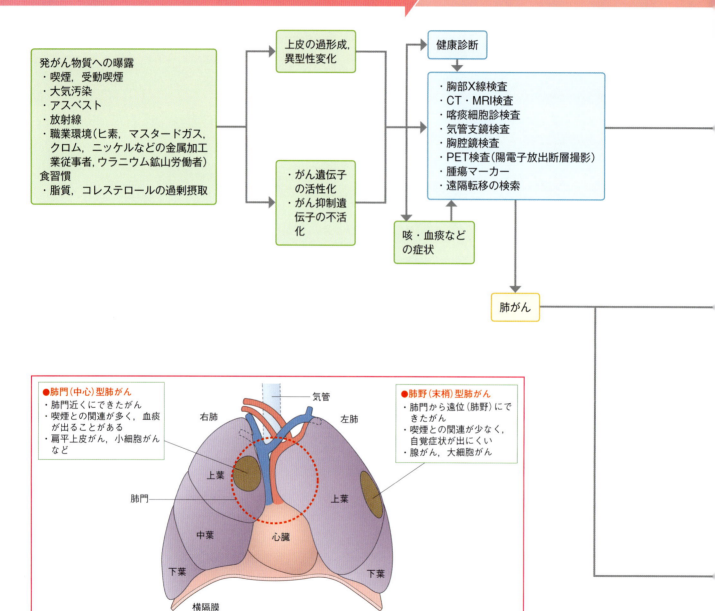

●肺門(中心)型肺がん
・肺門近くにできたがん
・喫煙との関連が多く，血痰が出ることがある
・扁平上皮がん，小細胞がんなど

●肺野(末梢)型肺がん
・肺門から遠位(肺野)にできたがん
・喫煙との関連が少なく，自覚症状が出にくい
・腺がん，大細胞がん

■ 肺がんの発症部位による分類

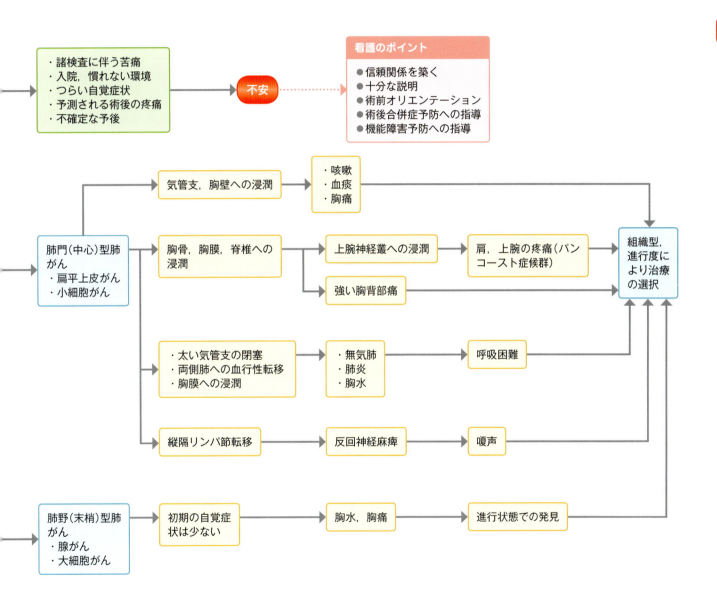

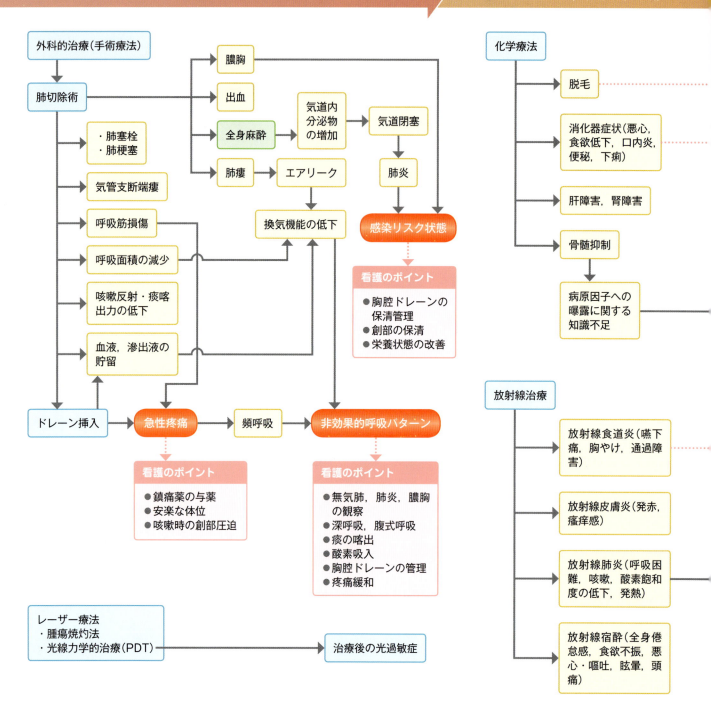

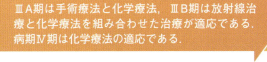

ⅢA期は手術療法と化学療法，ⅢB期は放射線治療と化学療法を組み合わせた治療が適応である．病期Ⅳ期は化学療法の適応である．

終末期
◆がんが浸潤，転移し，根治的な治療は困難となる．
◆がんの拡大により，身体的・精神的・社会的・霊的な苦痛が生じる．

看護のポイント
- 精神的援助
- かつら，スカーフの使用

看護のポイント
- 制吐薬の与薬
- 不安の軽減
- 香辛料，カフェイン，脂質の多いものは控える

感染リスク状態

看護のポイント
- 含嗽，手洗い，マスクの着用
- 生もの，生水の摂取を控える
- 出血予防

看護のポイント
- 食前の鎮痛薬の与薬
- 刺激物，香辛料を控える
- 禁酒，禁煙

非効果的呼吸パターン

看護のポイント
- 酸素療法
- 安楽な体位
- 上気道感染予防
- 禁煙
- 加湿

肺がんの浸潤・転移 → 呼吸面積の縮小 → 呼吸困難 → 非効果的呼吸パターン

リンパ節転移 → 上大静脈症候群 → ・浮腫 ・チアノーゼ

リンパ節転移 → 反回神経麻痺 → 嗄声

骨転移 → 病的骨折 → 疼痛

脳転移 → 頭蓋内圧亢進 → ・頭痛 ・嘔吐

頭蓋内圧亢進 → 神経障害

肺がんの浸潤により，経済的・社会的問題，精神的苦痛を伴う

1 肺がん

2 肺炎

肺炎の発症まで
- 肺炎は肺胞（末梢気道，肺間質含む），肺実質の感染性炎症である．
- 市井で発症した市中肺炎と多剤耐性病原体が関与する施設入所者肺炎に大別され，後者には院内肺炎と人工呼吸器関連肺炎が含まれる．

急性期
- 重症度を判断して，治療の場を決定する．
- 起炎菌が同定されなくても早めに抗菌化学療法を開始する．

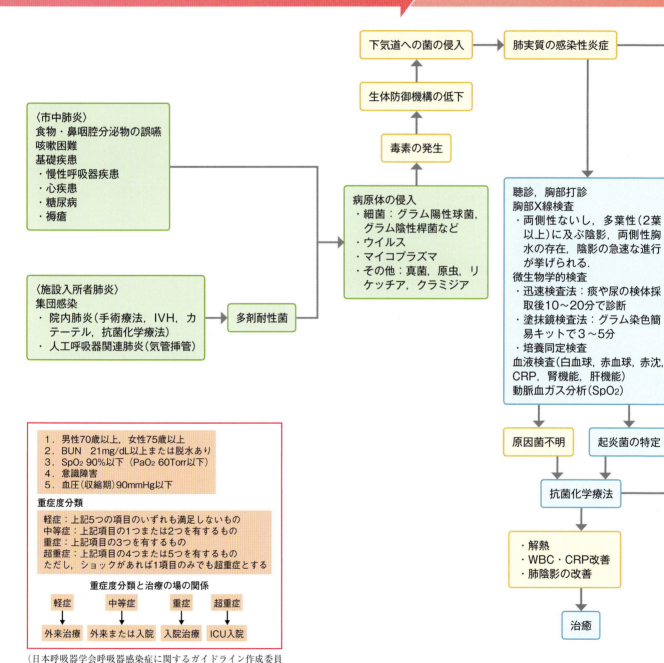

■ 身体所見，年齢による肺炎の重症度分類（A-DROPシステム）

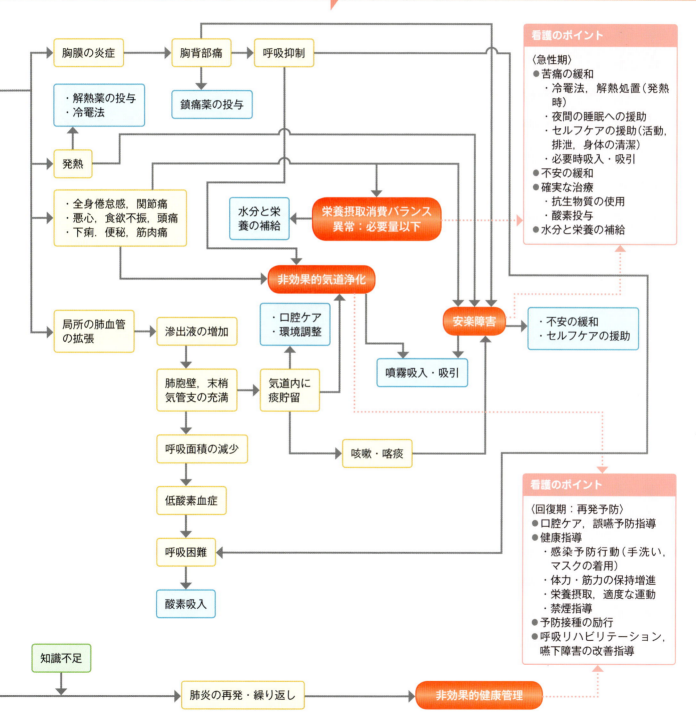

3 気管支喘息（患児）

気管支喘息の発症
- 90％以上がアトピー体質によるものである．
- アレルギー素因に気道過敏性の亢進，精神的因子などの内因子や，抗原，感染，ストレス，運動，大気汚染などの外因子が関与している．

発作時
- 咳嗽・喘鳴の出現，分泌物の貯留，気道攣縮，気道狭窄に関連し，ときに呼吸困難を伴う．

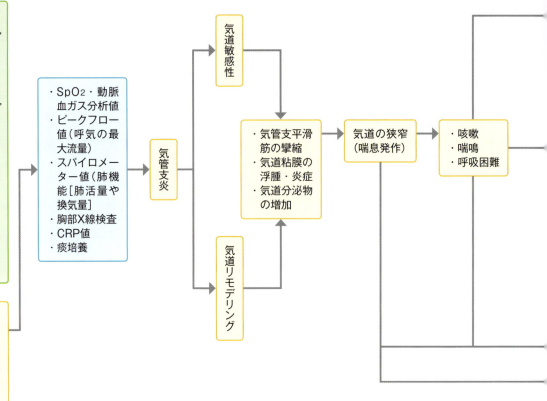

発作誘因・増悪因子
- 咳嗽：気道平滑筋の収縮，気道粘膜浮腫，過分泌物による気道狭窄
- アレルギー体質（アレルゲン：ほこり，ハウスダスト，ダニ，ペットの毛，花粉）
- 呼吸器感染症（ウイルスなど）
- 空気汚染
- 運動
- 食品
- 受動喫煙
- 天候の悪化：寒冷
- ストレス
- 薬剤
- 内分泌的変化：月経など

- 呼吸困難
- 喘鳴（呼気時に強く高調性の連続音，笛声喘鳴）
- 努力性の呼吸（多呼吸，肩呼吸，鼻翼呼吸，陥没呼吸，起坐呼吸）
- 咳嗽
- 喀痰
- 発作の程度で，小・中・大発作，呼吸不全に分類

心理・社会的問題
- 患児・家族の発作や入院に対する不安
- 疾患に対する患児・家族の状況
- 疾患に対する自己管理の状況
- 家族の患児に対してのサポートの状況

- SpO₂・動脈血ガス分析値
- ピークフロー値（呼気の最大流量）
- スパイロメーター値（肺機能［肺活量や換気量］）
- 胸部X線検査
- CRP値
- 痰培養

気管支炎 → 気道敏感性／気道リモデリング → 気管支平滑筋の攣縮・気道粘膜の浮腫・炎症・気道分泌物の増加 → 気道の狭窄（喘息発作） → 咳嗽・喘鳴・呼吸困難

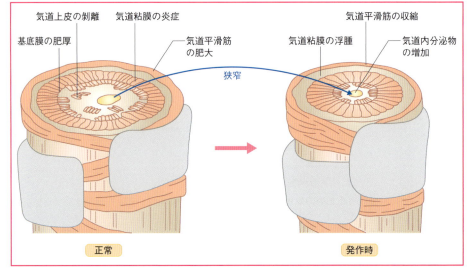

■ 気管支喘息の発作時の気管支内腔の変化

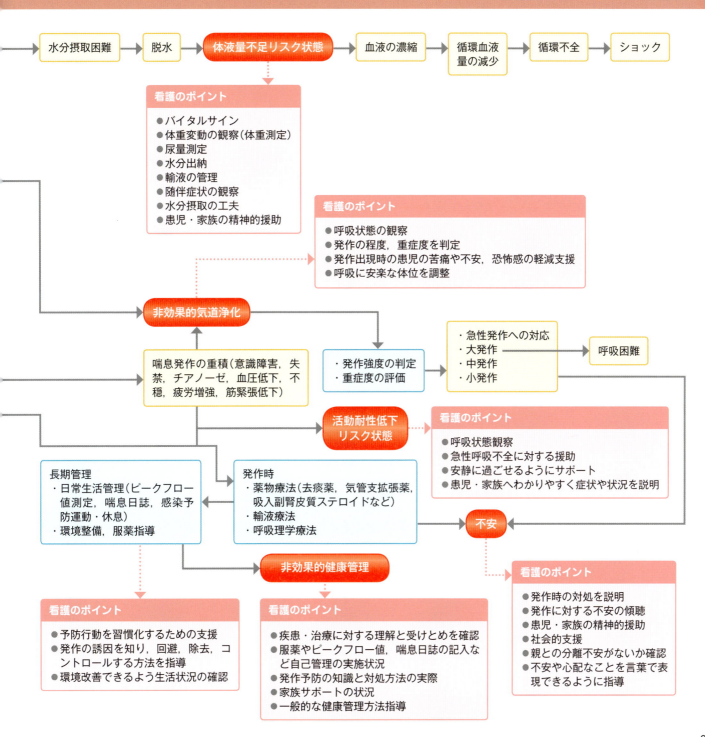

4 気管支拡張症

気管支拡張症の発症
◆慢性の気道炎症により気管支壁の肥厚と気道の不可逆的な拡張をきたす．

慢性安定期
◆原因疾患の治療，感染症の予防や喀痰，血痰に対する治療を行う．

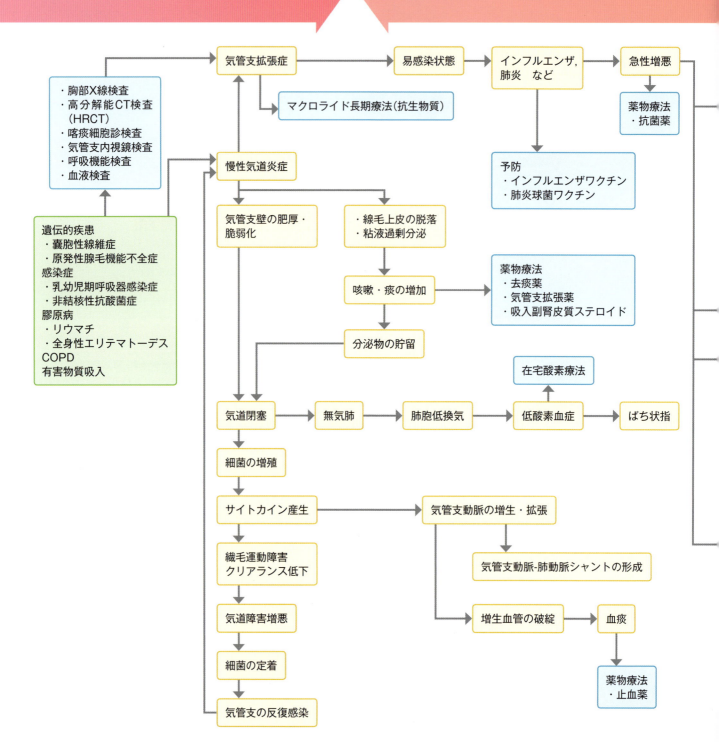

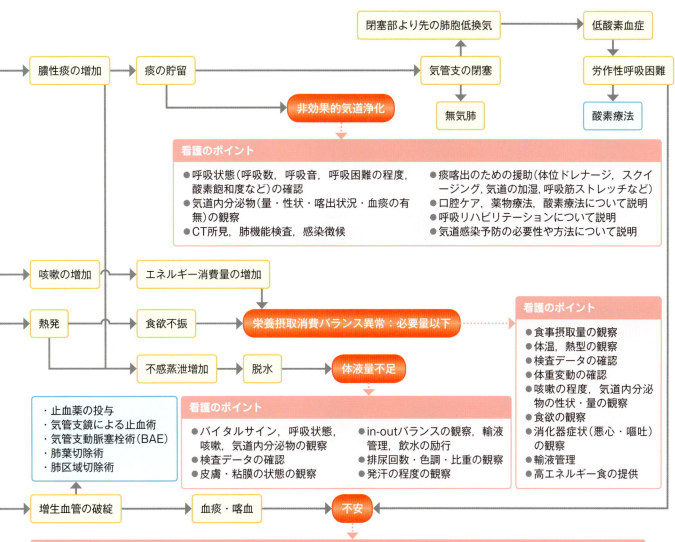

5 慢性閉塞性肺疾患

慢性閉塞性肺疾患（COPD）の発症まで
◆ タバコ煙を主とする有害物質を長期間に吸入・曝露することで生じた肺の炎症性疾患である．
◆ 呼吸機能検査で正常に復すことのない気流閉塞を示す．

発症・慢性期
◆ 禁煙するなど，有害因子を除く．
◆ 慢性的な咳嗽，喀痰や微熱の継続などによる心身の苦痛の軽減

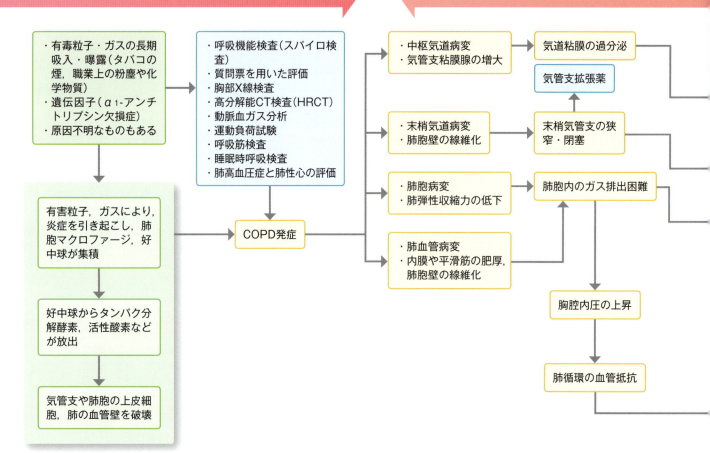

■ 慢性閉塞性肺疾患の病期分類（日本呼吸器学会，2013）

病期		定義
Ⅰ期	軽度の気流閉塞	$\%FEV_1 \geq 80\%$
Ⅱ期	中等度の気流閉塞	$50\% \leq \%FEV_1 < 80\%$
Ⅲ期	高度の気流閉塞	$30\% \leq \%FEV_1 < 50\%$
Ⅳ期	きわめて高度の気流閉塞	$\%FEV_1 < 30\%$

※補足：FEV_1値は原則として気管支拡張薬投与後の値を用いること
※FEV_1：1秒量（最初の1秒間に吐き出せる息の量）
　FVC：努力性肺活量（思い切り息を吸ってから強く吐き出したときの息の量）
　$\%FEV_1$：1秒率（FEV_1をFVCで割った値）

5 慢性閉塞性肺疾患

凡例: 原因・誘因 / 検査・治療 / 病態・臨床症状 / 看護ケア / 看護診断（看護上の問題）

急性増悪
◆ 感染症の罹患などにより急性増悪し，呼吸不全に陥ることがある．

- 去痰薬，鎮咳薬 ← 慢性的な咳や痰
- 感染 → 膿性痰
- 増悪因子
  - 有害粒子・ガスの吸入曝露の継続（喫煙の継続など）
  - 感染症：肺炎
- 副腎皮質ステロイド（吸入） → 膿性痰

- 息切れ
- 労作性呼吸困難

- 残気量の増加 → ガス交換の有効面積の減少 → 肺胞低換気

→ **非効果的気道浄化**

看護のポイント
- 排痰の援助（体位ドレナージ，スクイージング，超音波ネブライザ，吸引）
- 水分補給
- 安楽な体位，呼吸運動を妨げる要因の除去

→ **ガス交換障害**

- 低酸素血症
- 高炭酸ガス血症

看護のポイント
- 気道閉塞の予防（喀痰喀出の援助）
- 呼吸困難への援助：心身の安静，増悪因子の除去
- 適切な酸素投与（指示通りか）
- 呼吸法の指導：腹式呼吸，口すぼめ呼吸

- 肺性高血圧 → 右心不全 → 呼吸困難 → **活動耐性低下**
  - 在宅酸素療法
  - 酸素療法
  - 非侵襲的陽圧換気療法（NIPPV）による換気補助

→ **非効果的健康管理**

看護のポイント
- 禁煙の指導
- 感染予防（感冒予防，含嗽，手洗い）
- 食事指導（胃にガスをためる食物を控える）
- 便秘予防（排便コントロール）
- 活動への指導
- 心不全の予防への指導
- 酸素療法の指導

看護のポイント
- 活動に対する生理的反応の観察
- 呼吸リハビリテーション（呼吸筋の強化）
- 活動耐性に応じたADLの援助
- 活動時の注意点の指導

6 心筋梗塞

心筋梗塞の発症まで
◆心筋梗塞とは冠動脈の硬化により，狭くなった冠動脈が閉塞し，そこから先の血流が遮断されることで壊死を起こし，心筋細胞が破壊された状態

急性期
◆冠動脈の閉塞に伴い，冠血流が途絶し，心筋への血流がなくなることで，心筋の虚血が生じ心筋壊死となる．

- 高血圧
- 糖尿病
- 脂質異常症
- 喫煙
- メタボリックシンドローム（内臓脂肪症候群）など

→ 冠動脈硬化（多くはアテローム硬化）
→ 冠動脈の狭窄（アテロームの破綻）
- カテコールアミン分泌亢進
- 血小板凝集能亢進
- プロスタグランジン代謝異常
→ 血栓形成 → 心筋虚血 → 心筋酸素不足 → 心筋壊死（心筋梗塞発症）

- MONA（モルヒネ，酸素，ニトログリセリン，アスピリン）
- 再灌流療法（経皮的冠動脈インターベンション[PCI]）
- 外科的治療（冠動脈バイパス術[CABG]）
- 血行再建後の薬物療法

低心機能 → 心負荷

血清酵素の心筋細胞外への流出

心筋生化学マーカー
- 細胞質マーカー（CK，CK-MB，ミオグロビン上昇）
- 筋原線維マーカー（トロポニンT，ミオシン軽鎖上昇）

不安

看護のポイント
- 身体的苦痛の軽減
- 病状・治療の説明
- 不安の内容を傾聴する

→ 心筋の酸素消費量の増大 → 再梗塞の誘因

- 集中的治療
- 安静の保持

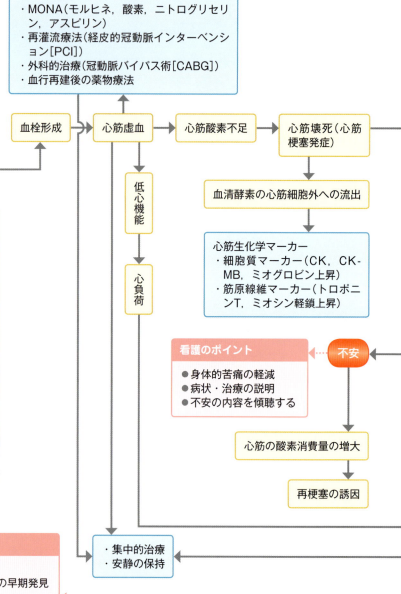

動脈硬化により血管壁に脂質に富んだアテローム（粥腫）が形成され，その内容物が冠動脈内に流出し，このアテロームを包んでいる皮膜が薄く裂けたことにより生じる

■ 心筋梗塞の発症機序

右冠状動脈／左冠状動脈／血栓／心筋壊死

看護のポイント
- 心電図モニタリング
  - ST変化の観察，不整脈の早期発見
- 自覚症状の観察
- CCU管理による全身状態の管理
  - バイタルサイン，心筋逸脱酵素（CPK，GOT，LDHなど）の変化
- 心身の安静の保持
- 点滴管理，呼吸管理

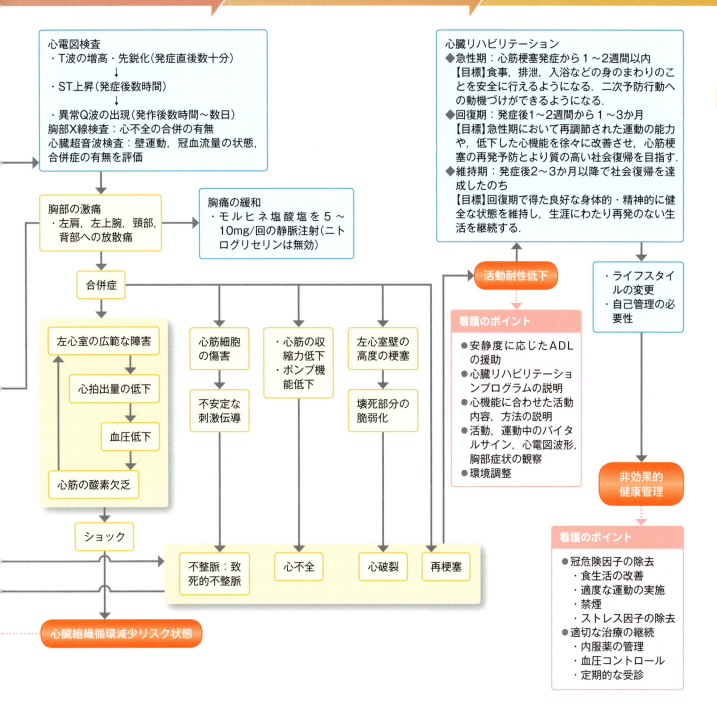

7 狭心症

狭心症の発症まで
◆狭心症とは，心筋が一過性に虚血し，酸素欠乏に陥ったために胸部や隣接領域に不快感が生じる臨床症候群である．

発症
◆冠動脈硬化による器質的狭窄や攣縮による狭窄が生じると，労作時に心筋酸素消費量が増大しても，血流量が増えない．そのため，酸素が供給されず心筋の虚血が起こる．

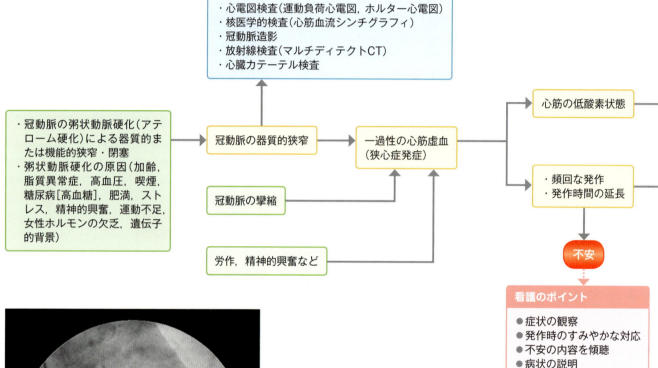

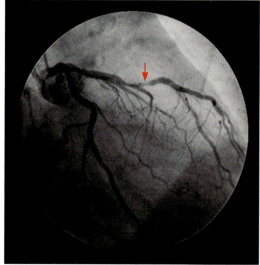

冠動脈硬化による器質的狭窄や攣縮による狭窄が生じると，心筋に酸素が供給されず，心筋虚血が生じる．
一過性の心筋虚血であれば，細胞は影響を受けるが，回復が可能である．
(写真提供：高木拓郎氏［東邦大学医療センター大橋病院循環器内科］)

■ 狭心症の冠動脈造影

■ **狭心症の分類**

(1) 発症誘因による分類
　①労作性狭心症：身体を動かしたときに症状が現れる
　②安静時狭心症：安静時に症状が現れる．なかでも夜間や早朝に起こり，心電図上のSTの上昇を伴う狭心症を異型狭心症という
(2) 発症機序による分類
　①器質的狭心症：冠動脈の狭窄による虚血
　②冠攣縮性狭心症：冠動脈の攣縮が原因の虚血
　③冠血栓性狭心症：冠動脈内の血栓形成が原因の虚血
(3) 臨床経過による分類
　①安定狭心症：最近3週間の症状や発作が安定している
　②不安定狭心症：症状が最近3週間以内に発症した場合や発作が増悪している狭心症であり，心筋梗塞に移行しやすいので注意する

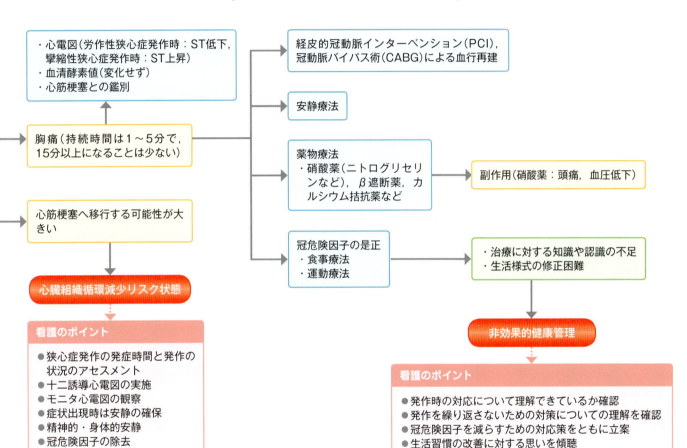

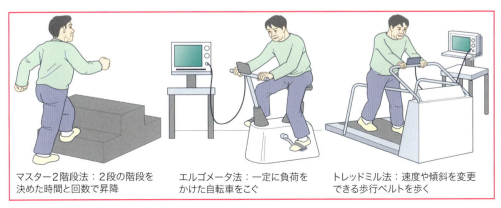

マスター2階段法：2段の階段を決めた時間と回数で昇降

エルゴメータ法：一定に負荷をかけた自転車をこぐ

トレッドミル法：速度や傾斜を変更できる歩行ベルトを歩く

■ 運動負荷（運動負荷心電図は，これらの運動時の心電図を計測する）

8 心不全

心不全の発症まで
◆ 心不全とは，すべての心疾患を基礎疾患とする．
◆ 心臓のポンプ機能の変調により，全身に十分な血液を駆出できない状態

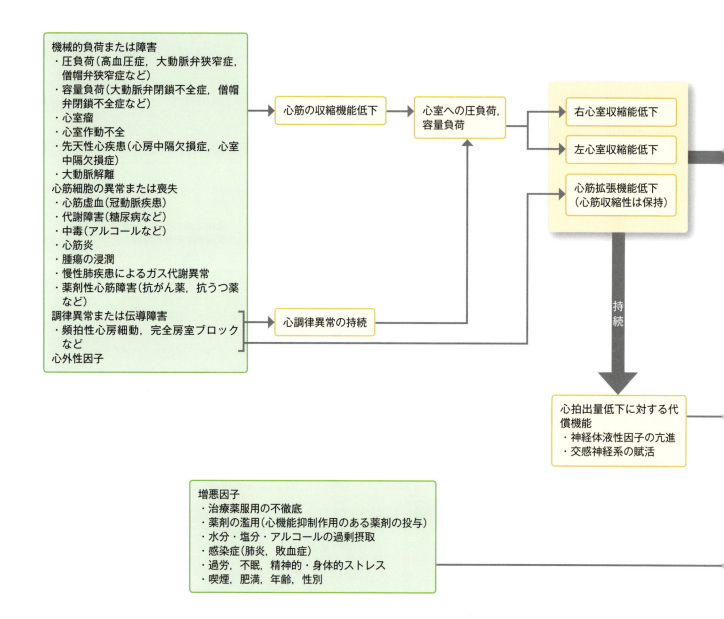

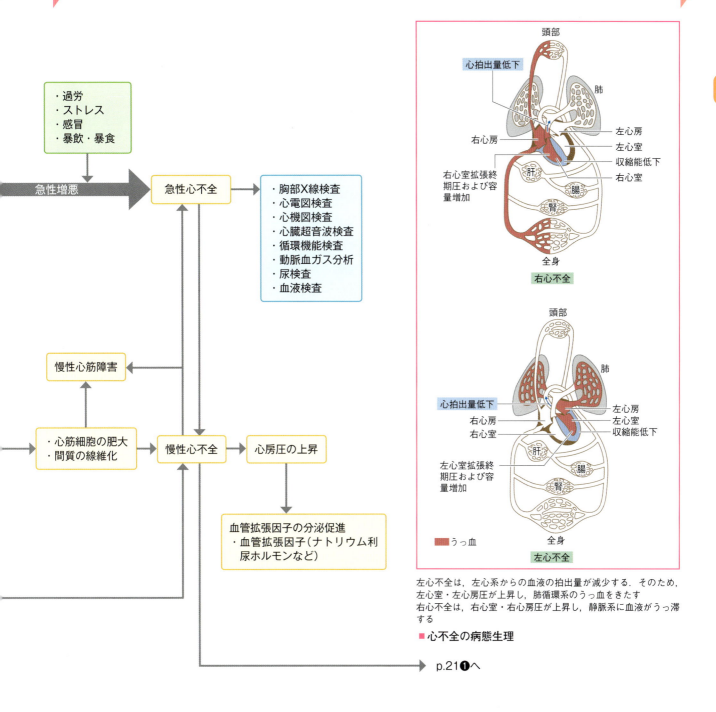

■ 心不全の病態生理

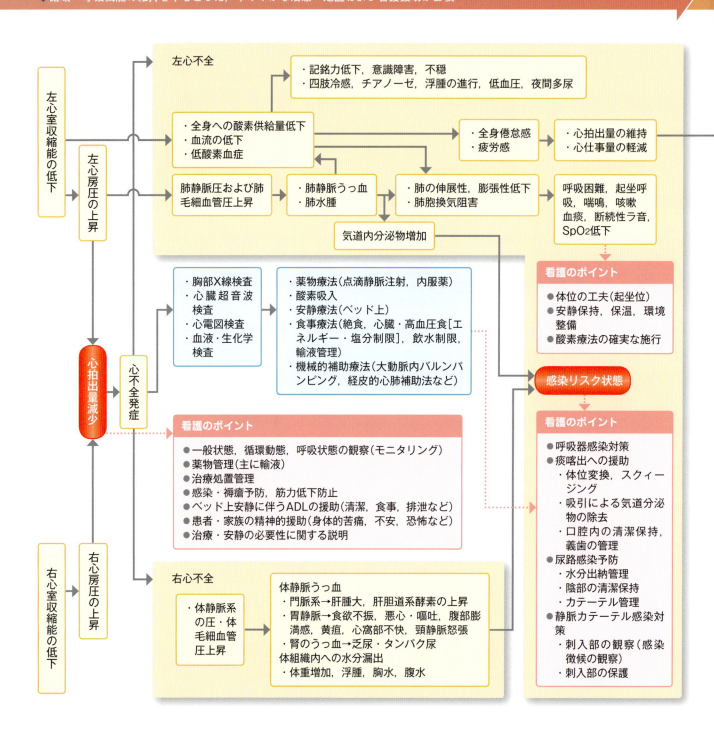

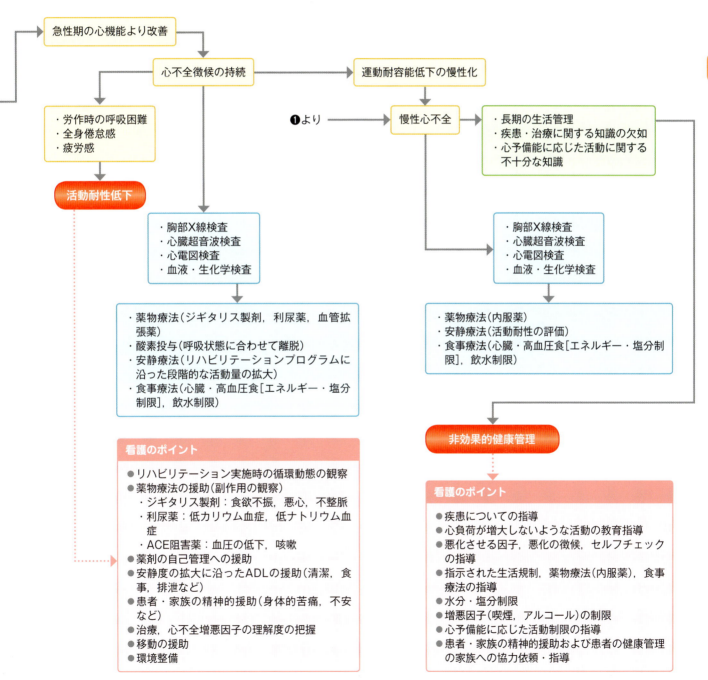

9 心室中隔欠損症（患児）

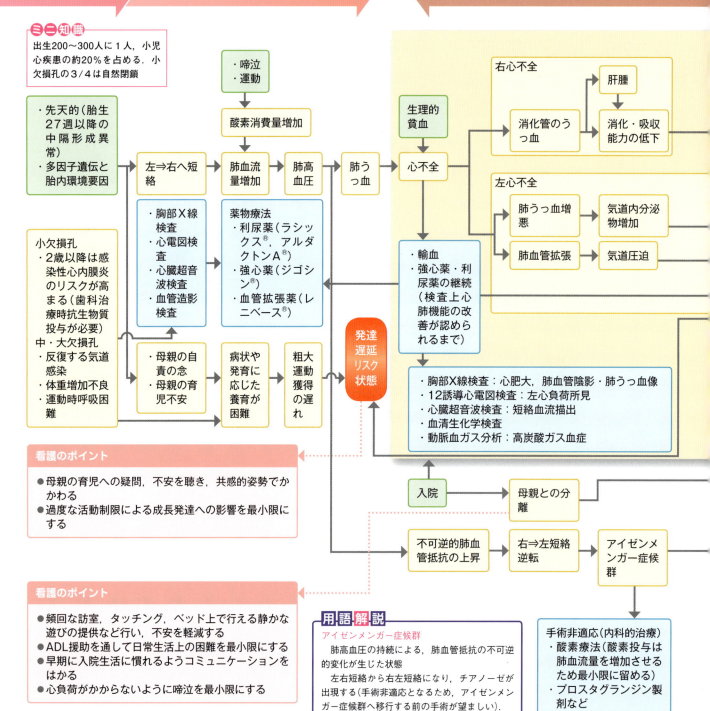

| 原因・誘因 | 検査・治療 | 病態・臨床症状 | 看護ケア | 看護診断（看護上の問題） |

◆胎生期の肺高血圧が改善され，肺血管抵抗が低下する生後約1～2か月頃に心不全を生じる．
◆6か月頃になると肺血管抵抗増大や成長に伴う相対的な欠損孔の縮小により心不全の改善がみられる．

回復期
◆呼吸・循環動態が安定．合併症がなければ，術後10日前後で退院に至る．

看護のポイント
- 血液データや臨床症状（発熱，呼吸器症状の増悪，循環動態の悪化）などから感染の徴候を早期に発見する
- 感染性心内膜炎を予防するため，口腔内の清潔をはかり齲歯を予防する（含嗽・歯磨きの励行など）
- 患児・家族が感染リスクを理解し，予防行動をとれるように指導する

■ 手術適応（至適年齢：2～5歳，体重：10kg以上）
①平均肺動脈圧≧25mmHg
②体重増加不良
③肺合併症
④容積負荷所見が明らかで欠損孔の縮小傾向がみられない
⑤感染性心内膜炎の既往
⑥大動脈弁変形ないし閉鎖不全合併（欠損孔位置が大動脈弁下の場合）

アイゼンメンガー症候群に移行すると予後不良となるため，肺体動脈血流比2.0以上の中等症例以上は幼児期までにほとんど手術が行われる

感染リスク状態

呼吸困難 → 食事摂取困難 → **栄養摂取消費バランス異常：必要量以下**

活動耐性低下

呼吸・循環動態の安定

心不全症状が残存する場合教育的指導が必要

看護のポイント
- 心不全症状を観察する
- 患児・母親が活動と呼吸・循環への影響を理解し，安静に過ごせるように支援する
- 啼泣を避け，安静を保持する
- 呼吸・循環動態を観察しながらADLの援助（清潔，食事，排泄など）を行う

外科的治療（手術療法）
・根治手術（パッチ手術，大動脈弁形成術[大動脈閉鎖不全例]）
・姑息的手術（肺動脈絞扼術[多発性の筋性部欠損で一期的修復困難事例]）

刺激伝導系損傷 → 房室ブロック

・術前からの肺うっ血
・麻酔・人工心肺使用
・開胸手術・手術創

看護のポイント
- 心肺機能の改善が認められるまで内服治療が必要
- 内服継続の必要性や活動制限を理解できるように指導する
- 退院時の心肺機能に応じた活動レベルを確認し，患児・家族に指導する

啼泣 → チアノーゼ，バチ状指，喀血・血痰

感染リスク状態

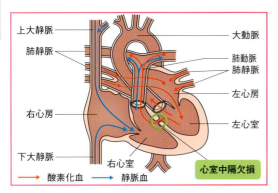
■ 心室中隔欠損症の血行動態

看護のポイント
- 食事摂取による心不全の悪化の有無を観察する
- 食事摂取困難な場合，無理な摂取は避け，患児の嗜好をふまえた食事内容や食形態の工夫をする
- 一度で摂取困難な場合，分割して摂取を促す

看護のポイント
- 呼吸・循環動態を把握するとともに，感染徴候を観察し，合併症の早期発見に努める
- 術前からの肺うっ血によりガス交換が障害されている場合，吸引により酸素化をはかる

9 心室中隔欠損症

10 大動脈解離

大動脈解離の発症
◆ 大動脈壁の内膜に亀裂が生じ，そこから血液が大動脈壁に流入して中膜が内側と外側に引き裂かれ，血管が真腔と偽腔（解離腔）の2重構造になった状態

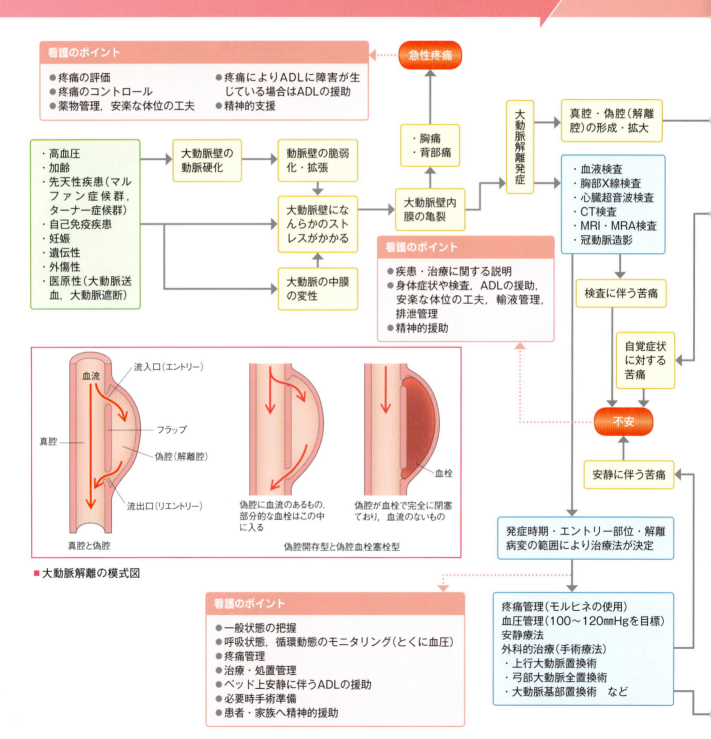

■ 大動脈解離の模式図

看護のポイント
- 疼痛の評価
- 疼痛のコントロール
- 薬物管理，安楽な体位の工夫
- 疼痛によりADLに障害が生じている場合はADLの援助
- 精神的支援

急性疼痛
- 胸痛
- 背部痛

大動脈解離発症 → 真腔・偽腔（解離腔）の形成・拡大

- 高血圧
- 加齢
- 先天性疾患（マルファン症候群，ターナー症候群）
- 自己免疫疾患
- 妊娠
- 遺伝性
- 外傷性
- 医原性（大動脈送血，大動脈遮断）

→ 大動脈壁の動脈硬化 → 動脈壁の脆弱化・拡張 → 大動脈壁になんらかのストレスがかかる → 大動脈壁内膜の亀裂

大動脈の中膜の変性

- 血液検査
- 胸部X線検査
- 心臓超音波検査
- CT検査
- MRI・MRA検査
- 冠動脈造影

→ 検査に伴う苦痛 → 自覚症状に対する苦痛 → **不安** ← 安静に伴う苦痛

看護のポイント
- 疾患・治療に関する説明
- 身体症状や検査，ADLの援助，安楽な体位の工夫，輸液管理，排泄管理
- 精神的援助

発症時期・エントリー部位・解離病変の範囲により治療法が決定

疼痛管理（モルヒネの使用）
血圧管理（100〜120mmHgを目標）
安静療法
外科的治療（手術療法）
・上行大動脈置換術
・弓部大動脈全置換術
・大動脈基部置換術　など

看護のポイント
- 一般状態の把握
- 呼吸状態，循環動態のモニタリング（とくに血圧）
- 疼痛管理
- 治療・処置管理
- ベッド上安静に伴うADLの援助
- 必要時手術準備
- 患者・家族へ精神的援助

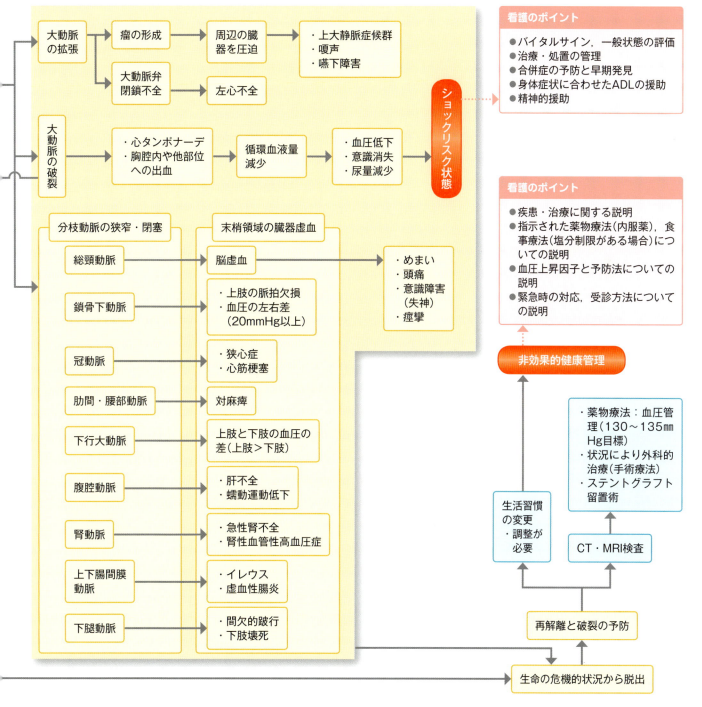

11 高血圧

高血圧の発症まで
- 高血圧は，収縮期血圧140mmHg以上，拡張期血圧が90mmHg以上と定義される．
- 遺伝因子と環境因子が複雑に関係している．

初診時
- 初診時に高血圧でも，日を変えて数回血圧を測定する，または家庭血圧を測定するように指導する．

環境因子
- 食塩摂取の過剰
- 肥満
- アルコールの摂取過多
- 心理・社会的ストレス
- 喫煙

遺伝因子：30%
- 若年型心・血管障害の既往(R-A系遺伝子，ナトリウム/カリウム能動移送，ナトリウム排泄異常，カルシウム/ナトリウム調節異常，カリクレインほか)

二次性因子
- 腎疾患(腎実質性［二次性の50%］，腎血管性)
- 内分泌疾患(原発性アルドステロン症，褐色細胞腫，クッシング症候群)
- 血管性高血圧(大動脈縮窄症，大動脈弁閉鎖不全)
- 薬剤誘発性高血圧(非ステロイド抗炎症薬，甘草，副腎皮質ステロイド)
- 妊娠中の高血圧
- 睡眠時無呼吸症候群

- 細小動脈の硬化
- 自律神経，ホルモンなどによる血管収縮

- 腎臓における水やナトリウムの再吸収・体液量増加

- 心拍数の増加
- 心筋収縮力の増強

危険因子
- 老化
- 糖尿病
- 脂質代謝異常
- 肥満
- メタボリックシンドローム

- 末梢血管抵抗の増大
- 心拍出量の増加

- 血圧測定
- 病歴
- 身体所見
- 検査所見

※二次性高血圧を除外

本態性高血圧の発症(全体の90%)

低リスク群
- Ⅰ度高血圧

生活習慣の修正項目
- 減塩：6g/日未満(野菜，果物の積極的摂取)
- 食塩以外：コレステロールや飽和脂肪酸の摂取を控える
- 栄養素：魚(魚油)の積極的摂取
- 減量：BMI(体重(kg)÷[身長(m)×身長(m)])が25未満を目標
- 運動：心血管病のない高血圧患者が対象で，中等度の強度の有酸素運動を中心に定期的(毎日30分以上を目標)に行う
- 節酒：エタノールで男性は20～30mL/日以下，女性は10～20mL/日以下
- 禁煙

二次性高血圧(急性に発症，全体の10%)

二次性高血圧スクリーニング
- 副腎皮質ホルモン，甲状腺ホルモン
- カテコールアミン，下垂体ホルモン
- 血清電解質
- 血漿レニン活性(PRA)
- 腹部超音波検査，甲状腺超音波検査，CT検査
- 腎超音波検査，腎レノグラム，腎血管造影　ほか

- 腎性高血圧：経皮的腎動脈形成術
- 薬剤誘発性高血圧：薬剤の見直し
- 原発性アルドステロン症：専門医へ相談
- クッシング症候群：専門医へ相談
- 褐色細胞腫：専門医へ相談

■ (診察室)血圧に基づいた脳心血管リスクの層別化

リスク層 (血圧以外のリスク要因)	Ⅰ度高血圧 140～159/ 90～99 mmHg	Ⅱ度高血圧 160～179/ 100～109 mmHg	Ⅲ度高血圧 ≧180/ ≧110mmHg
リスク第一層 (予後影響因子がない)	低リスク	中等リスク	高リスク
リスク第二層 (糖尿病以外の1～2個の危険因子，3項目を満たすMetsのいずれかがある)	中等リスク	高リスク	高リスク
リスク第三層 (糖尿病，CKD，臓器障害/心血管病，4項目を満たすMets，3個以上の危険因子のいずれがある)	高リスク	高リスク	高リスク

(日本高血圧学会，2015)

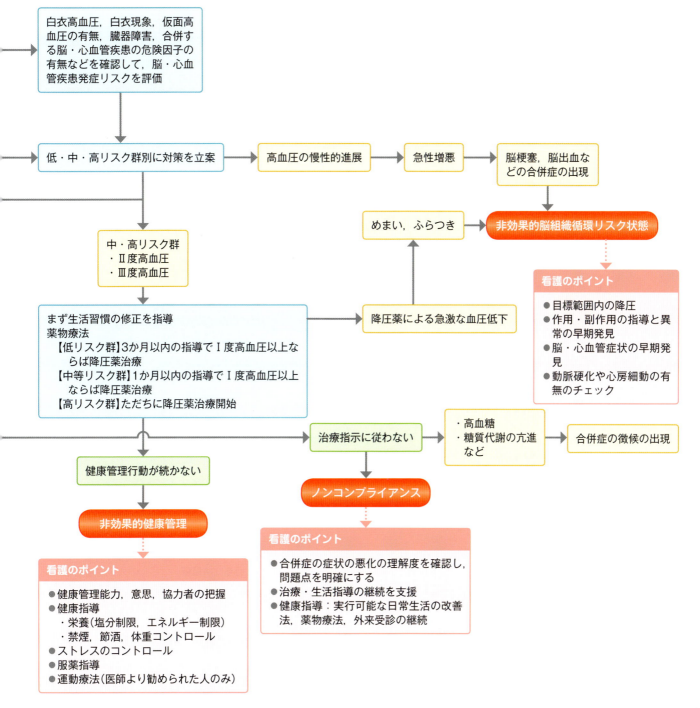

12 急性リンパ性白血病（患児）

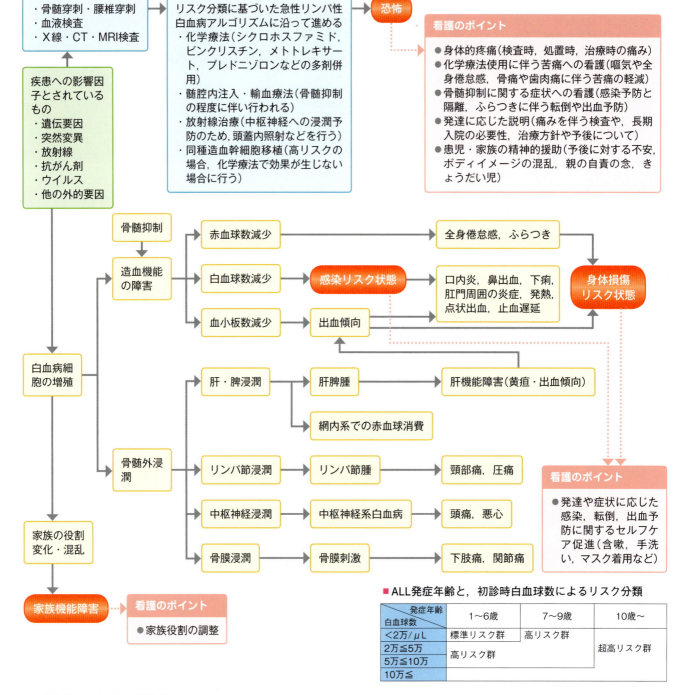

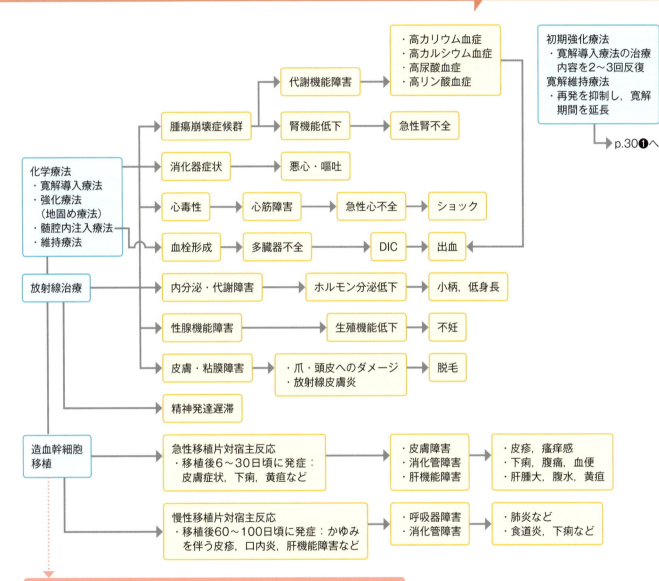

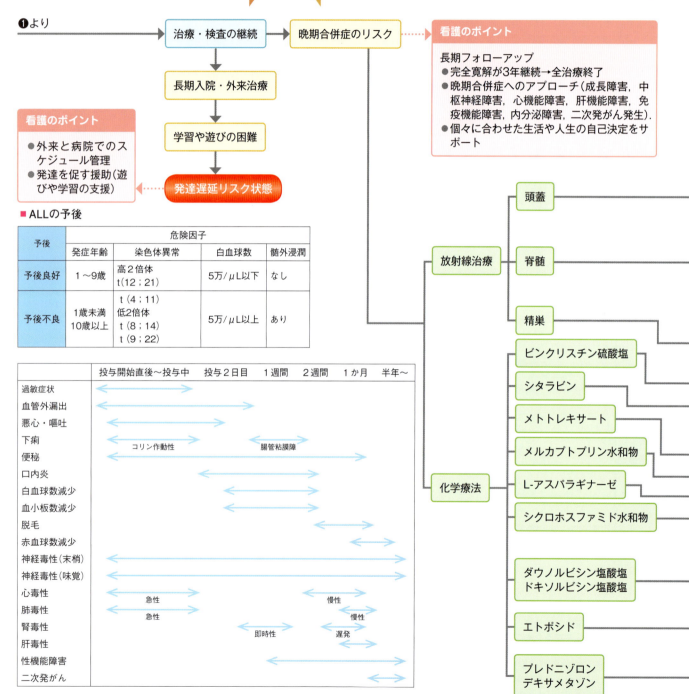

■ ALLの予後

予後	危険因子			
	発症年齢	染色体異常	白血球数	髄外浸潤
予後良好	1～9歳	高2倍体 t(12;21)	5万/μL以下	なし
予後不良	1歳未満 10歳以上	t(4;11) 低2倍体 t(8;14) t(9;22)	5万/μL以上	あり

■ 抗がん薬の晩期障害の出現時期と内容

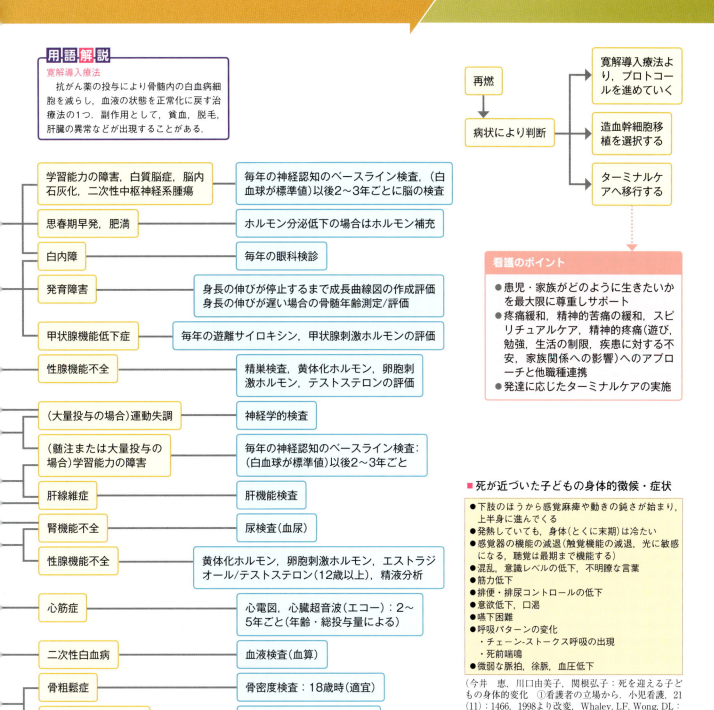

13 急性骨髄性白血病

急性骨髄性白血病の発症
◆骨髄系幹細胞が未分化のまま異常増殖，正常な血球細胞の産生が抑制され減少

急性期
◆白血病細胞の増殖と化学療法により正常な骨髄細胞が生産されず，さまざまな身体リスクが生じている時期

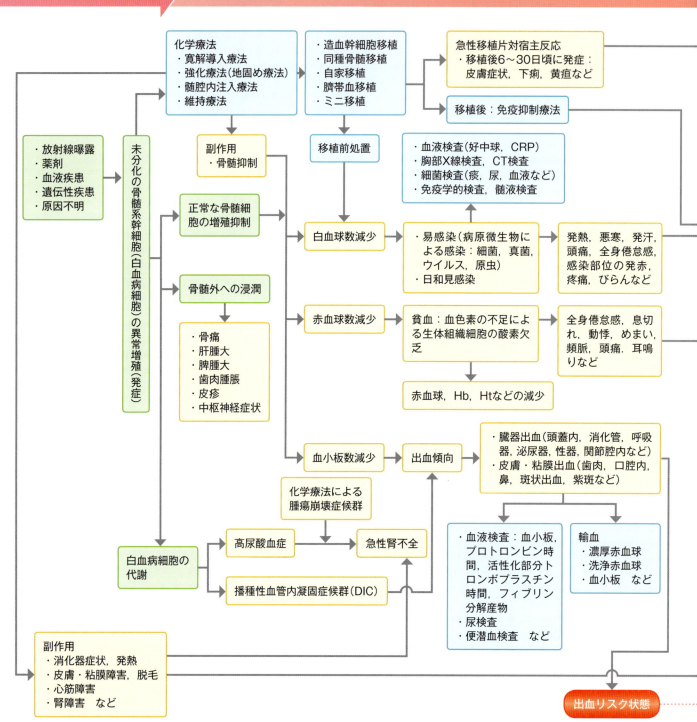

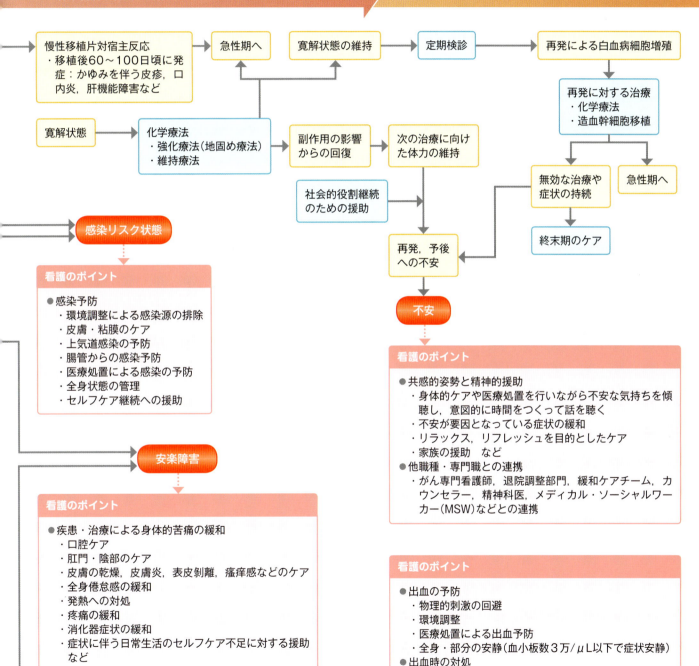

14 悪性リンパ腫

悪性リンパ腫の発症
◆全身のリンパ組織から発症する悪性腫瘍の総称

急性期
◆がん細胞が増殖して，多様な身体症状が出現する．
◆治療による身体への侵襲や不安が強いため，心身の苦痛を軽減する看護援助が重要

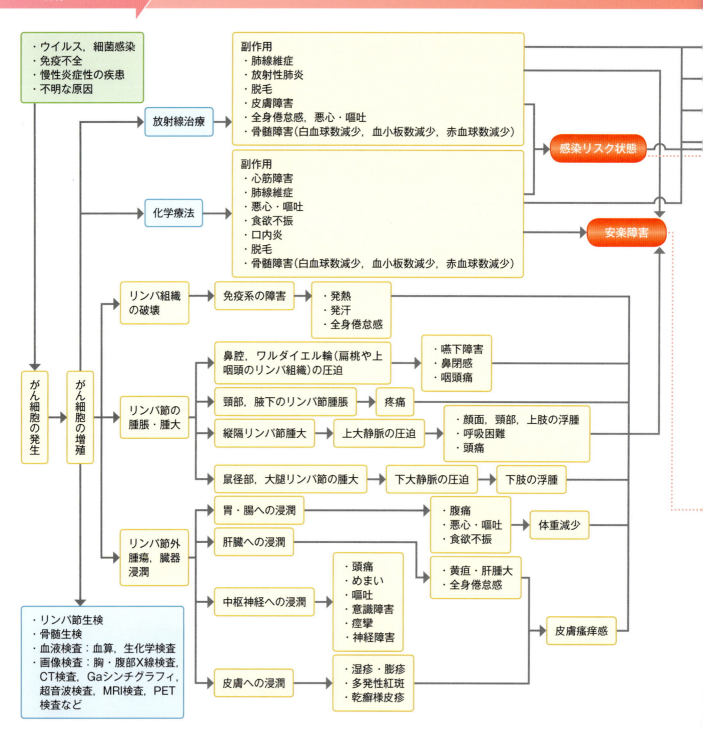

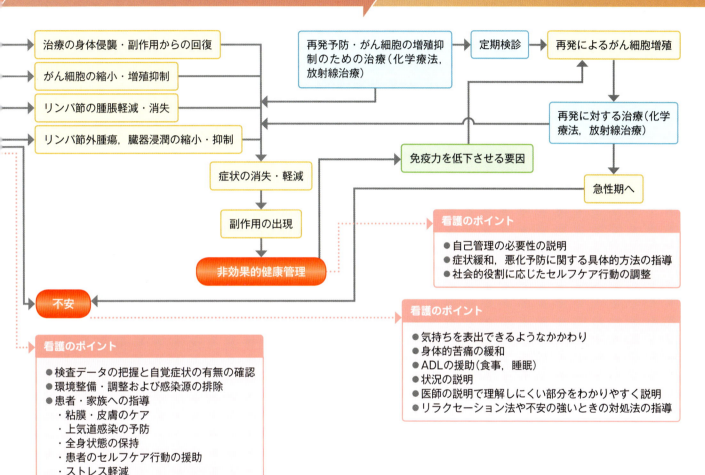

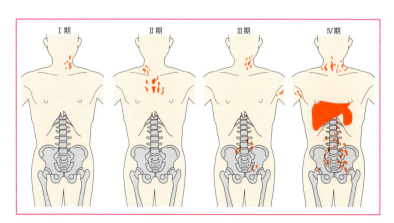

■悪性リンパ腫の分類（アン・アーバー分類）（図の発症か所は一例）

15 多発性骨髄腫

多発性骨髄腫の発症まで
◆多発性骨髄腫とは，骨髄中の腫瘍性形質細胞が増殖した結果，大量のMタンパク（単クローン性免疫グロブリン）を分泌して，溶骨性骨病変，高カルシウム血症，貧血，腎障害などの臓器障害を呈する疾患である．

発症・急性期
◆初期症状として多くは腰痛がみられる．
◆治療が必要となる状態

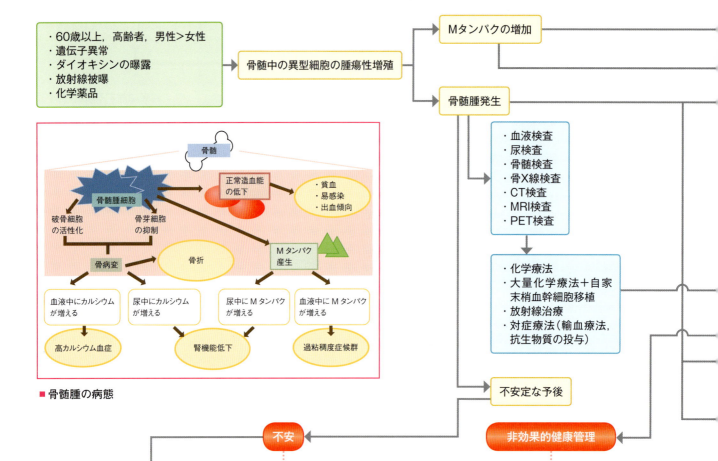

- 60歳以上，高齢者，男性＞女性
- 遺伝子異常
- ダイオキシンの曝露
- 放射線被曝
- 化学薬品

→ 骨髄中の異型細胞の腫瘍性増殖
→ Mタンパクの増加
→ 骨髄腫発生

- 血液検査
- 尿検査
- 骨髄検査
- 骨X線検査
- CT検査
- MRI検査
- PET検査

- 化学療法
- 大量化学療法＋自家末梢血幹細胞移植
- 放射線治療
- 対症療法（輸血療法，抗生物質の投与）

→ 不安定な予後

■ 骨髄腫の病態

不安

看護のポイント
- 不安のレベルをアセスメントする
- 患者の思いを聴く
- 疾患・治療についての説明を十分に行い，同意を得たうえで進める
- カンファレンスを行い，看護介入を検討する
- 精神科の介入を検討する

非効果的健康管理

看護のポイント
- 効果的な管理の妨げになる原因や寄与因子を確認
  ・知識不足，資源不足，自己効力感不足，信頼感の欠如
- 患者の現状を受容する
- セルフヘルプグループへの参加を促す
- 学習に影響を及ぼす要因を確認
  ・重症度に関する認識，予後，不安の程度，治療歴，身体的状況，経済状況，認知能力
- 必要な専門機関，専門職者，地域のサービスを確認する
- 副作用や症状の観察方法を患者とともに話し合う

| 原因・誘因 | 検査・治療 | 病態・臨床症状 | 看護ケア | 看護診断(看護上の問題) |

慢性期
◆外来，入院にて治療を継続する状態
◆治療によりプラトー(横ばい)の状態

終末期
◆治療の効果なく，症状緩和のみとなる状態

15 多発性骨髄腫

- ・血性粘稠度の増加
- ・高γグロブリン血症
- ・正常免疫グロブリンの低下

血漿中のMタンパクの増加 → ベンス-ジョーンズタンパクが尿細管に沈着 → 尿細管障害 → 腎不全

正常血球の低下
- ・白血球数減少
- ・赤血球数減少，Hb低下
- ・血小板数減少

免疫力の低下 → 易感染

貧血 →
- ・倦怠感
- ・息切れ
- ・眩暈

出血傾向 →
- ・消化管出血
- ・皮下出血
- ・鼻出血

破骨細胞の活性化
骨芽細胞の抑制
→
- ・骨融解
- ・骨粗鬆症
- ・骨破壊
- ・病的骨折
- ・病的骨萎縮
→ 高カルシウム血症

→ **活動耐性低下**

→ **急性疼痛**

看護のポイント
- 患者に疼痛の原因を説明する
- 疼痛の出現部位，程度の観察
- 薬剤の正しい情報を提供する
- 睡眠時間を確保する
- 気晴らしの方法について指導する
- 非侵襲的緩和方法を指導する(リラクセーション，罨法など)
- 処方された鎮痛薬を用いて最適の疼痛緩和を提供する
- 鎮痛薬の効果をアセスメントする
- 抗破骨細胞療法(ビスホスホネート製剤，エルシトニン製剤，RANKL[破骨細胞分化促進因子]抗体)の与薬

看護のポイント
- 疼痛の程度の観察
- 貧血の症状の観察
- 高カルシウム血症の観察
- ADLの援助
- 医師の指示により段階的に運動を実施
- コルセット，歩行器などの使用状況や使用方法を観察する
- 安全対策について患者に指導する
- 合併症を予防する

→ 死の不安

16 再生不良性貧血

再生不良性貧血の発症まで
- 再生不良性貧血は造血幹細胞の傷害による汎血球数減少(白血球, 赤血球, 血小板)と骨髄における細胞密度の低下(低形成)を特徴とする.
- 骨髄に芽球や繊維細胞の増加がみられない.

急性期
- 造血機能の低下により, 生死に直結する時期
- 身体症状に合わせた看護援助が必要

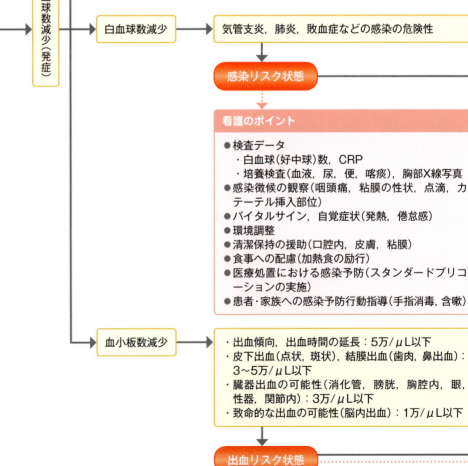

先天性再生不良性貧血
- ファルコニ(Fanconi)貧血(常染色体劣性遺伝)
- その他

後天性再生不良性貧血
- 特発性(全体の80%, 原因不明)
- 二次性(薬剤, 化学物質, 放射線)

末梢血検査
- Hb濃度:男12.0g/dL未満, 女11.0g/dL未満
- 白血球数:4,000/μL未満
- 血小板数:10万/μL未満

骨髄検査
- 有核細胞数減少, 骨髄巨核球数減少, 髄外造血なし, 脂肪髄

MRI検査
- 胸腰椎MRIでの脂肪組織の増加, 島状の造血組織の残存

汎血球数減少(発症)

→ 赤血球数減少 → 顔色不良, 動悸, 息切れ, 頭痛, めまい, 易疲労感
→ **活動耐性低下**

看護のポイント
- 貧血症状の観察(動悸, 動作時の息切れ)
- 眼球結膜, 爪床などの蒼白の有無
- 日常生活状況の観察
- ADLの援助(貧血症状に応じた生活援助)
- 危険防止(転倒予防のための環境整備, 患者指導)

→ 白血球数減少 → 気管支炎, 肺炎, 敗血症などの感染の危険性
→ **感染リスク状態**

看護のポイント
- 検査データ
  - 白血球(好中球)数, CRP
  - 培養検査(血液, 尿, 便, 喀痰, 胸部X線写真)
- 感染徴候の観察(咽頭痛, 粘膜の性状, 点滴, カテーテル挿入部位)
- バイタルサイン, 自覚症状(発熱, 倦怠感)
- 環境調整
- 清潔保持の援助(口腔内, 皮膚, 粘膜)
- 食事への配慮(加熱食の励行)
- 医療処置における感染予防(スタンダードプリコーションの実施)
- 患者・家族への感染予防行動指導(手指消毒, 含嗽)

→ 血小板数減少 →
- 出血傾向, 出血時間の延長:5万/μL以下
- 皮下出血(点状, 斑状), 粘膜出血(歯肉, 鼻出血):3～5万/μL以下
- 臓器出血の可能性(消化管, 膀胱, 胸腔内, 眼, 性器, 関節内):3万/μL以下
- 致命的な出血の可能性(脳内出血):1万/μL以下

→ **出血リスク状態**

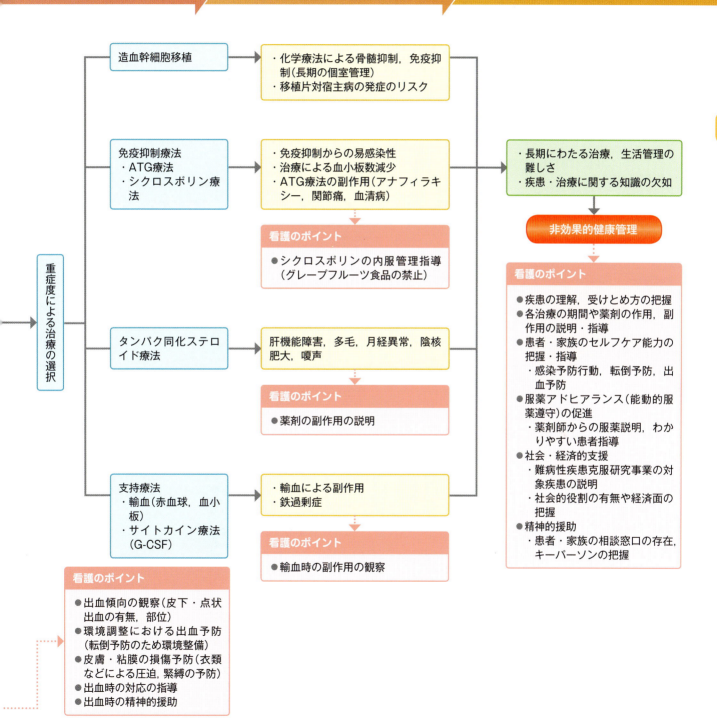

17 川崎病（患児）

川崎病の急性期

◆川崎病とは，4歳以下の小児に発症する急性の熱性疾患で全身性の血管炎を主体とした炎症性疾患である．
◆発症から急性期，回復期と経過をたどる．しかし，冠動脈瘤の形成により経過が変わる．

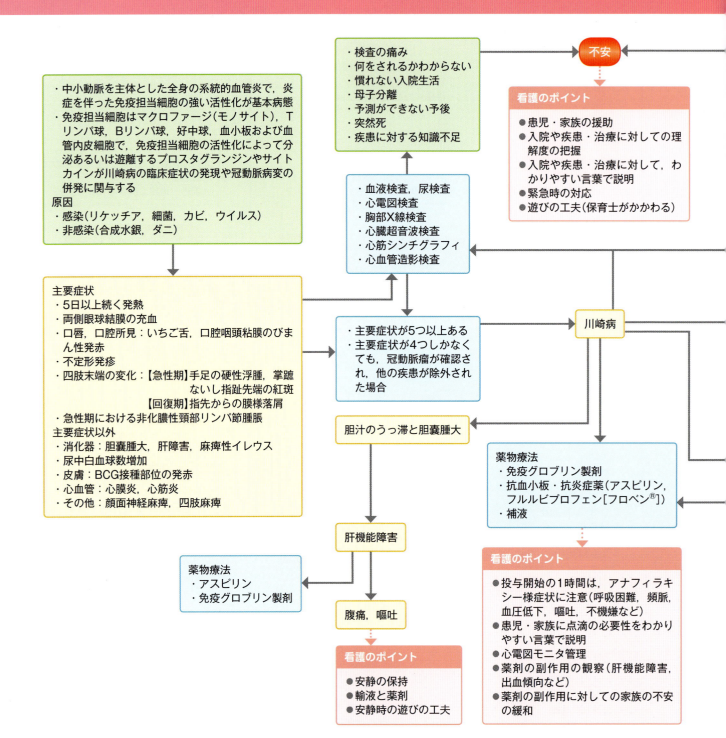

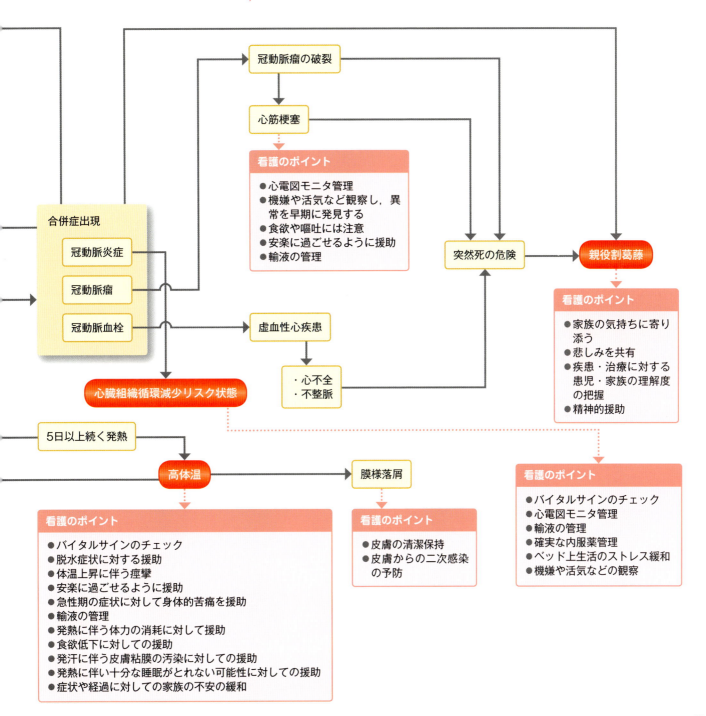

18 胃がん

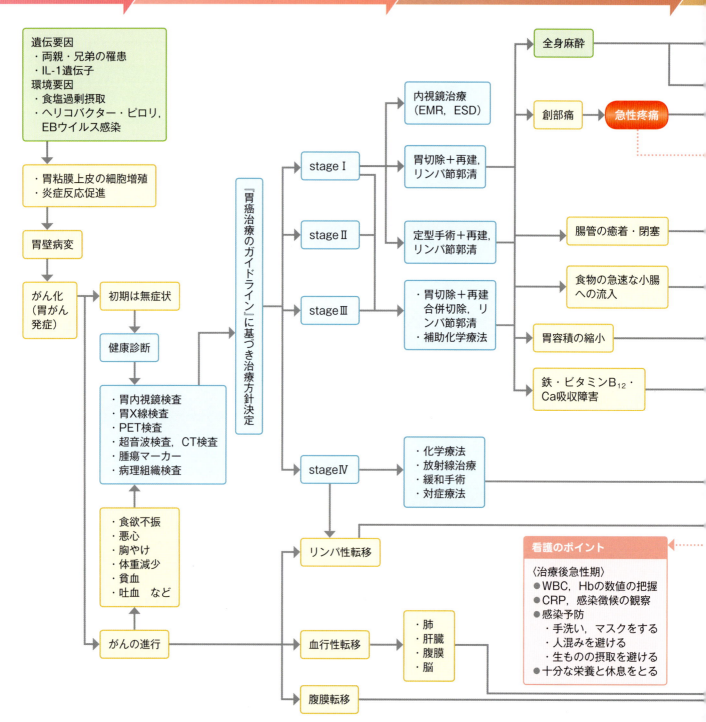

凡例

- 原因・誘因
- 検査・治療
- 病態・臨床症状
- 看護ケア
- 看護診断（看護上の問題）

治療後回復期
◆ 治療による侵襲から回復し，後遺症や副作用を抱えての生活を開始する時期である．

慢性期
◆ 後遺症と上手に付き合い，症状をコントロールしつつ生活する時期である．

終末期
◆ がんの慢性的な進行や再発により治療が反応しなくなった時期である．

- 呼吸器合併症
- 麻痺性イレウス
- → 消化管運動機能障害リスク状態

看護のポイント
- 痰の喀出状況，呼吸音の観察
- 排痰ケア
- 疼痛コントロール，早期離床

看護のポイント
- 腹部症状の観察
- 疼痛コントロール，早期離床
- 排便コントロール
- 退院後のセルフチェックの説明

看護のポイント
- 疼痛の部位，性状，程度の観察
- 疼痛コントロール
- 活動方法，体位，睡眠の調整

- 癒着性イレウス
- 非効果的健康管理
- 知識獲得促進準備状態

- 細胞外液が腸管内に移動→循環血液量減少 → 早期ダンピング症候群
- 食後一時的に高血糖→低血糖症状 → 後期ダンピング症候群
- 栄養障害 → 栄養摂取消費バランス異常：必要量以下

看護のポイント
- 食事摂取状況，ダンピング症候群の観察
- 食事摂取方法の説明
  - ゆっくり，よく噛む
  - 1回食事量を減らし回数を増やす
  - 食事内容は段階的に
- 症状出現時の対処方法を説明する
  【早期ダンピング症候群】
  - 甘味の強い流動食は避ける
  - 食事中の水分摂取は控える
  【後期ダンピング症候群】
  - 食後2時間くらいで間食を摂取する
  - 炭水化物の摂取を減らす
  - 低血糖症状出現時は糖を摂取する

- ・貧血
- ・骨粗鬆症

看護のポイント
- 食事摂取状況，栄養状態の観察
- 食事の管理，説明
  - 栄養価が高く消化のよいもの
  - 1回食事量と食事回数，時間の調整
- 活動，休息のバランスの管理

- ・骨髄抑制
- ・脱毛
- 非効果的抵抗力

- 再発・転移
- リンパ節腫脹
- ・疼痛
- ・呼吸困難
- ・運動障害
- ・感覚障害
- ・意識障害
- ・胆汁うっ滞　など
- 腹水貯留

看護のポイント
〈治療後回復期〉
- Hb，血小板の数値の把握
- 骨密度の把握
- 自覚症状の観察
- 活動状態の観察
  - ふらつき，歩行状態
- 移動時の介助
- 安全な活動方法の説明

看護のポイント
- 全身倦怠感，苦痛，活動および休息状態の把握
- 疼痛コントロール
- 安楽な体位
- ADLの援助（その人らしい生活）
- 余暇活動
- 精神的援助

18 胃がん

19 胃・十二指腸潰瘍

胃・十二指腸潰瘍の発症まで
◆胃酸やペプシン，ヘリコバクター・ピロリの感染によって胃や十二指腸に潰瘍を形成するものを総称して消化性潰瘍という．

- 胃粘膜防御機構の不均衡(Shay & Sunのバランス説)
- 胃酸分泌動態の変調(胃酸分泌の低下)
- 胃粘膜防御機構の脆弱化
  ① ヘリコバクター・ピロリの感染
  ② 非ステロイド抗炎症薬：NSAIDsおよびアスピリンの使用によってCOX阻害作用を誘発し，PG産生抑制
- 糖尿病，肝硬変，腎不全，抗がん薬肝動注療法後，多量のアルコール摂取などによる胃粘膜の血流障害
- 全身性疾患(熱傷，急性外傷など)
- その他

→ 胃粘膜防御機構の破綻（胃粘膜における防御因子と，攻撃因子のバランスが乱れる） → 胃・十二指腸粘膜の病変(発症)
← 慢性胃炎

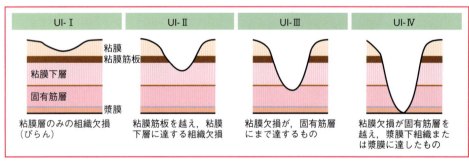

■ 胃潰瘍の病理組織学的分類(村上)

用語解説

ヘリコバクター・ピロリ感染
　酸性環境である胃粘膜に感染して，慢性胃炎を惹起する．除菌しないかぎり生涯にわたって感染が持続する．
　胃体部広範にわたり萎縮性変化が進展して酸分泌が低下する．消化性潰瘍を発症する疾患として，胃潰瘍は80％，十二指腸潰瘍は95％を占める．

用語解説

ヘリコバクター・ピロリ除菌療法
事前の禁煙指導(喫煙により除菌率が低下する)
潰瘍治癒，疼痛緩和，再発防止の目的で実施
- 除菌基本治療(3剤)，1日2回朝夕服用，7日間
- プロトンポンプ阻害薬(PPT)，アモキシシリン，クラリスロマイシン
- 1次除菌で無効・クラリスロマイシン耐性，1日2回朝夕服用，7日間
- プロトンポンプ阻害薬(PPT)，アモキシシリン，メトロニダゾール
副作用：軟便・下痢
- 副作用による服薬コンプライアンスが低下しないような支援を行う．

| 原因・誘因 | 検査・治療 | 病態・臨床症状 | 看護ケア | **看護診断（看護上の問題）** |

発症
◆さまざまな原因により胃粘膜防御機構が脆弱化し，破綻することにより起こる．

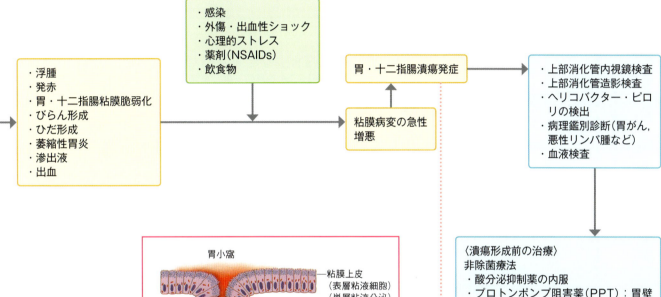

- ・浮腫
- ・発赤
- ・胃・十二指腸粘膜脆弱化
- ・びらん形成
- ・ひだ形成
- ・萎縮性胃炎
- ・滲出液
- ・出血

- ・感染
- ・外傷・出血性ショック
- ・心理的ストレス
- ・薬剤（NSAIDs）
- ・飲食物

胃・十二指腸潰瘍発症

粘膜病変の急性増悪

- ・上部消化管内視鏡検査
- ・上部消化管造影検査
- ・ヘリコバクター・ピロリの検出
- ・病理鑑別診断（胃がん，悪性リンパ腫など）
- ・血液検査

〈潰瘍形成前の治療〉
非除菌療法
- ・酸分泌抑制薬の内服
- ・プロトンポンプ阻害薬（PPT）：胃壁細胞からの胃酸分泌の抑制
- ・ヒスタミンH_2受容体拮抗薬（H_2RA）：胃壁細胞のヒスタミン結合を防止する
- ・選択的ムスカリン（アセチルコリン）受容体拮抗薬：ムスカリン受容体に作用し胃酸分泌を抑制
- ・プロスタグランジン（PG）：粘膜抑制防御因子増強薬

看護のポイント
- ●一般状態，循環動態，呼吸状態の観察，薬物管理，治療処置管理，感染予防
- ●安静に伴うADLの援助（清潔，食事，排泄など），患者・家族の精神的援助（身体的苦痛，不安，恐怖など）
- ●治療，安静の必要性に関する説明

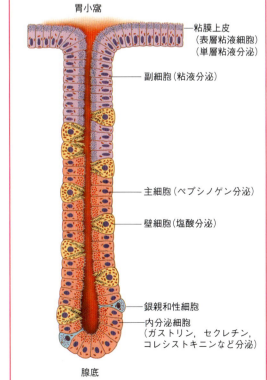

■ 胃小窩の組織構造

19 胃・十二指腸潰瘍

急性期
◆粘膜に対する攻撃因子と防御因子のバランスの崩壊
◆苦痛な症状を把握し，出血や随伴症状の観察や心身の安寧に向けた看護援助が必要

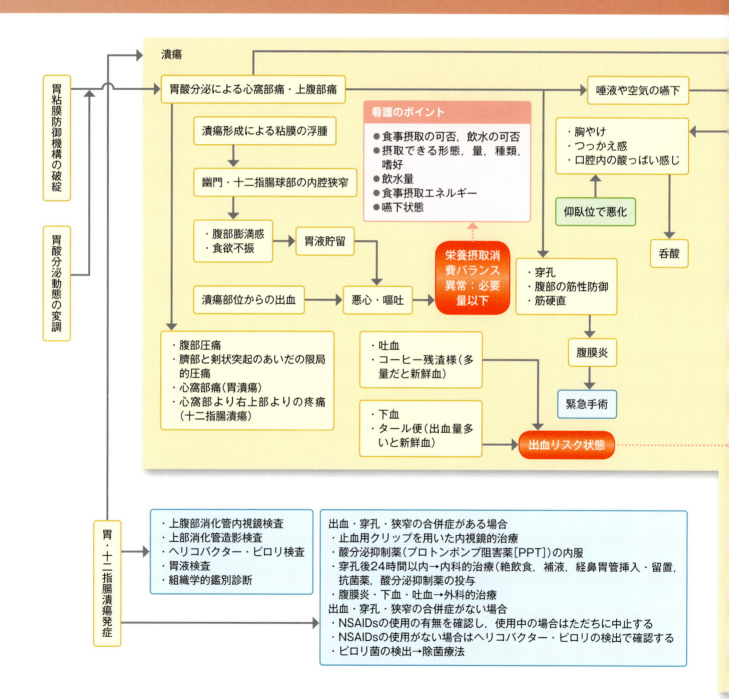

| 原因・誘因 | 検査・治療 | 病態・臨床症状 | 看護ケア | 看護診断（看護上の問題） |

回復期
◆急性期を脱し経過が落ち着き，再発予防に向けたセルフケアの獲得

慢性期
◆再発を防止できるように，セルフケアを運用する．

げっぷ

→ 安楽障害

看護のポイント
- 吐血・下血の程度の確認
- 吐血・下血の随伴症状
- 胸やけ，咽頭部不快，疼痛，心窩部痛，腹痛
- バイタルサイン
- 貧血症状
- 全身倦怠感
- 呼吸状態
- 水分出納バランス
- 患者・家族の精神的援助
- 安静保持
- 基本的ニーズの充足，ADLの援助

看護のポイント
- 吐血の有無，性状，量
- 下血の有無，性状，量
- 悪心・嘔吐の有無，程度
- 胸やけ，咽頭部不快，胃部不快感，腹部不快感
- 心窩部痛，腹痛
- 貧血症状（めまい，息切れ，動悸，皮膚色調，末梢冷感，眼瞼アネミー）
- 水分出納バランス（輸液量，輸血量，尿量，飲水量）

潰瘍の改善 → 胃・十二指腸潰瘍治療後の瘢痕化

- 治療継続の困難
- 生活習慣
- 疾患・治療に関する知識の欠如
- 再発予防に関する不十分な知識
- 長期の生活管理による疲労・精神的ストレス

→ **非効果的健康管理**

看護のポイント
- 維持療法としての薬物療法の管理
- 症状の有無
- 再発の可能性
- 再発増強因子の有無
- 日常生活習慣
- 薬剤の自己管理への援助
- ストレスコーピング
- 患者・家族の精神的援助（身体的苦痛，不安など）
- 治療，増悪因子の理解度の把握

- 上部消化管内視鏡検査
- 上部消化管造影検査

ヘリコバクター・ピロリ除菌例
・維持療法（再発抑制）
ヘリコバクター・ピロリ非除菌例
・再発予防に薬物療法を行う（酸分泌抑制薬，防御因子増強薬）

- 定期的な上部消化管内視鏡検査
- 血液・生化学検査

薬物療法（内服薬）

19 胃・十二指腸潰瘍

20 潰瘍性大腸炎

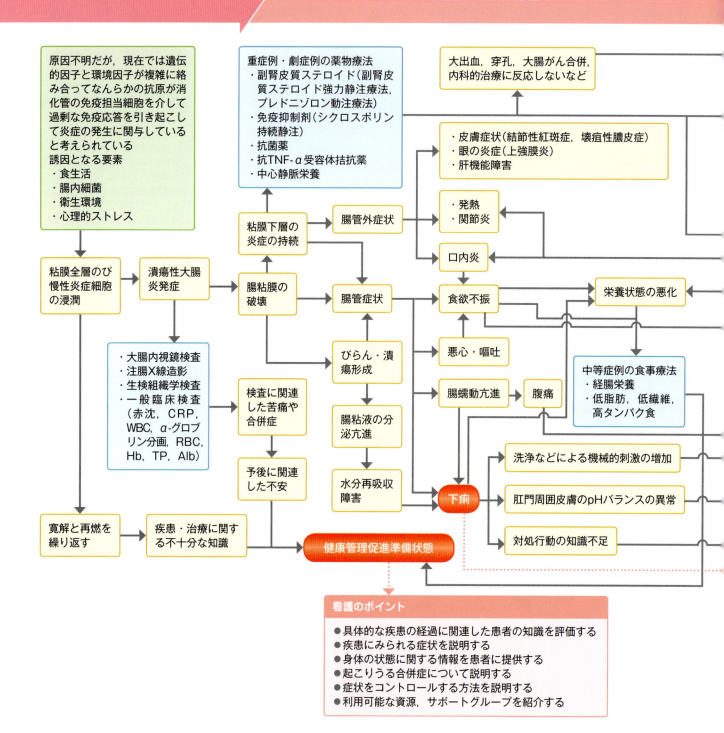

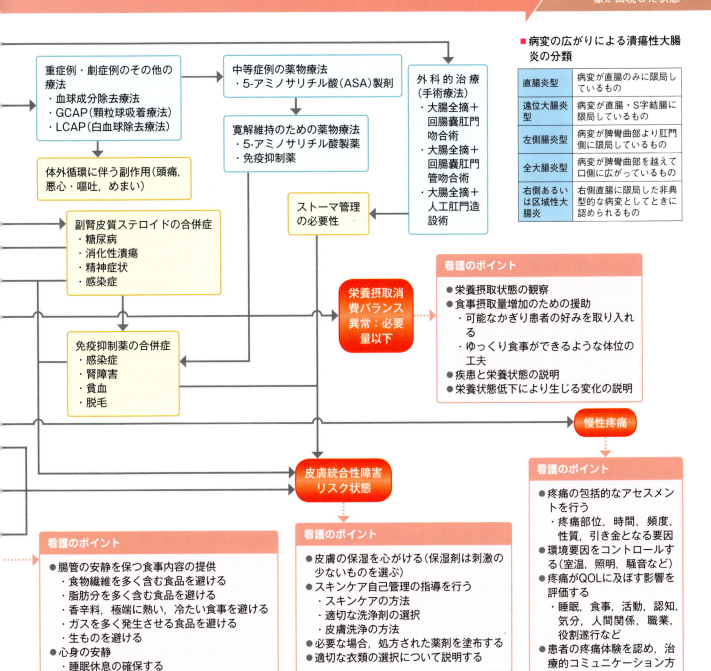

21 食道がん

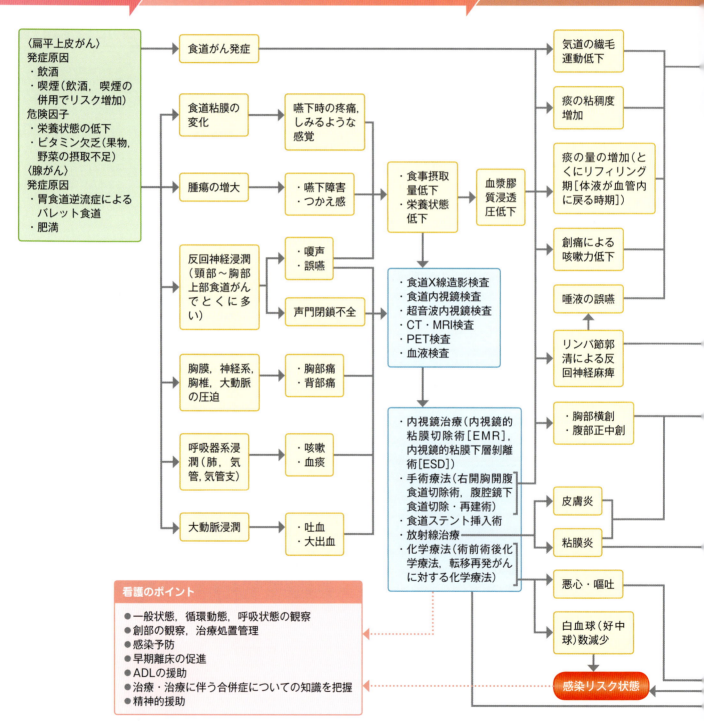

| 原因・誘因 | 検査・治療 | 病態・臨床症状 | 看護ケア | **看護診断（看護上の問題）** |

胸開腹が同時に行われるため侵襲が大きく，集中治療管理となることが多い．
◆化学療法の場合，投与後1週間程度で副作用が，放射線治療の場合，急性期副作用が出現する時期

回復期
◆手術療法の場合，急性期を脱し，経口摂取を開始しリハビリテーションを行いながら退院に向けてADLを回復する時期

慢性期
◆健康管理に向け知識を獲得し退院に向かう時期

非効果的気道浄化

看護のポイント
- 呼吸器系の評価
- 水分，電解質バランスの評価
- 痰喀出のための疼痛コントロール
- 呼吸理学療法
- 気管吸引
- 効果的な咳嗽方法の指導
- 厳密な輸液管理

狭窄が著しく切除不能の高度進行食道がん（左）に対しては，ステント留置（右）することにより症状を軽減し，食事摂取を可能にする

■ 食道ステント留置

臨床症状：
- 嗄声
- 喘鳴
- むせ
- 咳き込み
- 嚥下困難感
- 誤嚥
- 低栄養

気管支鏡検査

嚥下障害

看護のポイント
- 嚥下障害の状態の観察
- 嚥下障害による栄養状態への影響の評価
- 嚥下障害による呼吸器系への影響の評価
- 嚥下障害による心理的影響の観察
- 嚥下訓練
- 誤嚥を予防する食事援助（体位の調整，嚥下代償法の利用，食物形態の調整）
- 反回神経麻痺に対するケアの必要性について説明
- 反回神経麻痺の予測される経過について説明
- コミュニケーションの方法について説明

ボディイメージ混乱

自尊感情状況的低下

口腔粘膜障害

看護のポイント
- 口腔内の状態，食道粘膜の状態の観察
- 粘膜保護薬，鎮痛薬の与薬
- 粘膜障害の予防と対処方法に関する知識の把握
- 粘膜障害を予防する方法，粘膜障害出現時のケアの説明

看護のポイント
- 現在の自己に対する受けとめ方の確認
- 現在の自己に対する受けとめが治療への意欲の妨げになっていないか確認
- 現在の自己に対する受けとめについて傾聴
- 観察したうえで自尊感情を回復する具体的方策の検討

看護のポイント
- 嚥下の機能回復，嚥下障害による合併症を予防する方法についての知識を確認
- ダンピング症候群を予防する食事摂取方法についての知識を確認

栄養摂取量低下

ダンピング症状（急激に食物が小腸内に入ることで，めまいや倦怠感が出現することがある）のリスク

21 食道がん

22 肝がん

肝がんの発症まで	発症	急性期
◆肝がんとは,肝臓に発生する悪性腫瘍である. ◆日本の原発性肝がんの95%以上が肝細胞がんである.	◆肝硬変や慢性肝炎に伴う全身倦怠感,黄疸,腹水貯留などの症状が顕著となり発見される.腫瘍マーカー値が上昇	◆切除・局所療法の場合は,合併症の出現頻度が高い術

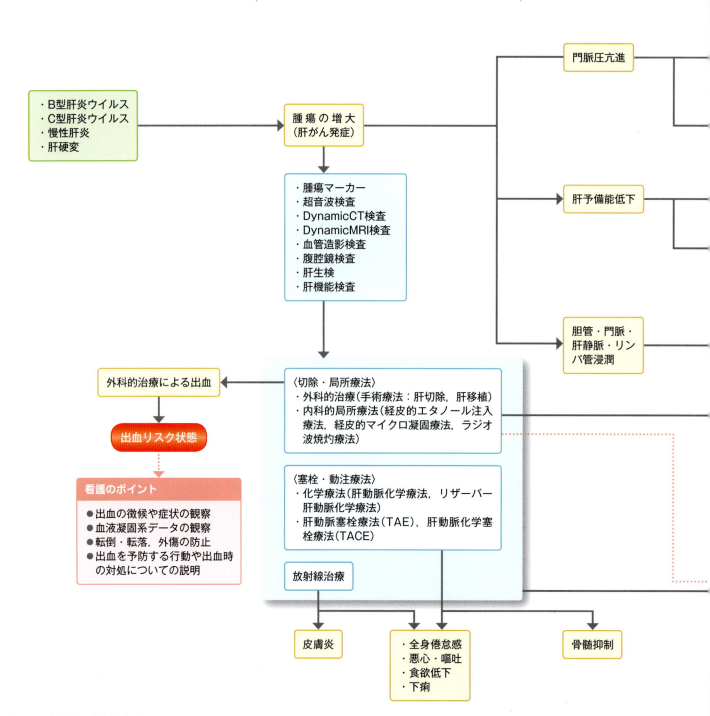

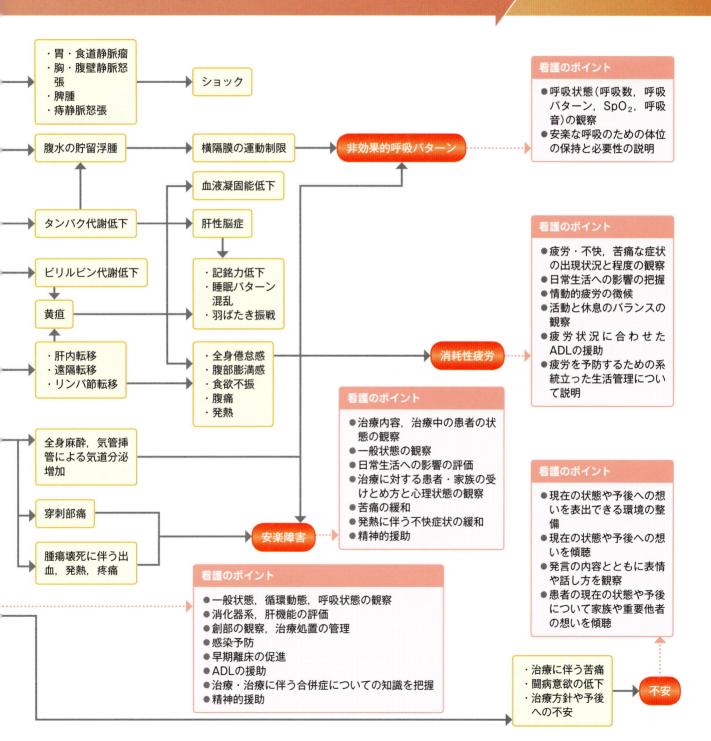

23 肝炎

肝炎の急性期
- 肝細胞の炎症・破壊が進み，肝機能の低下が起こる．
- 肝機能低下による多様な全身症状が生じるため，急な全身状態の悪化に注意が必要
- 症状による身体的苦痛に対する援助が必要

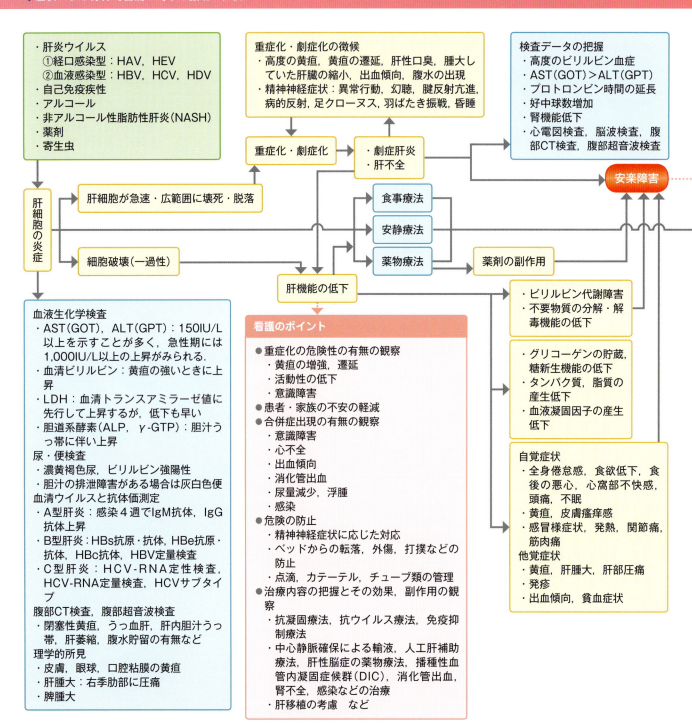

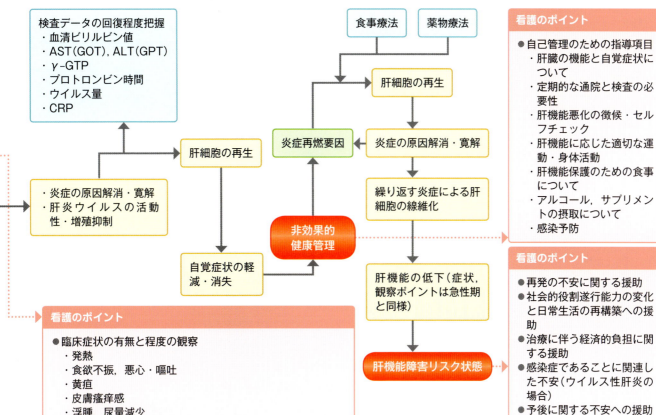

24 肝硬変

肝硬変の発症まで
◆肝硬変とは，肝疾患の終末像に対する総合的な名称である．

発症（代償期）
◆肝細胞は広範に変成・壊死しており，肝実質の結節性再生および小葉構造の改築を示すが，肝機能が比較的保たれており，無症状のことが多い．

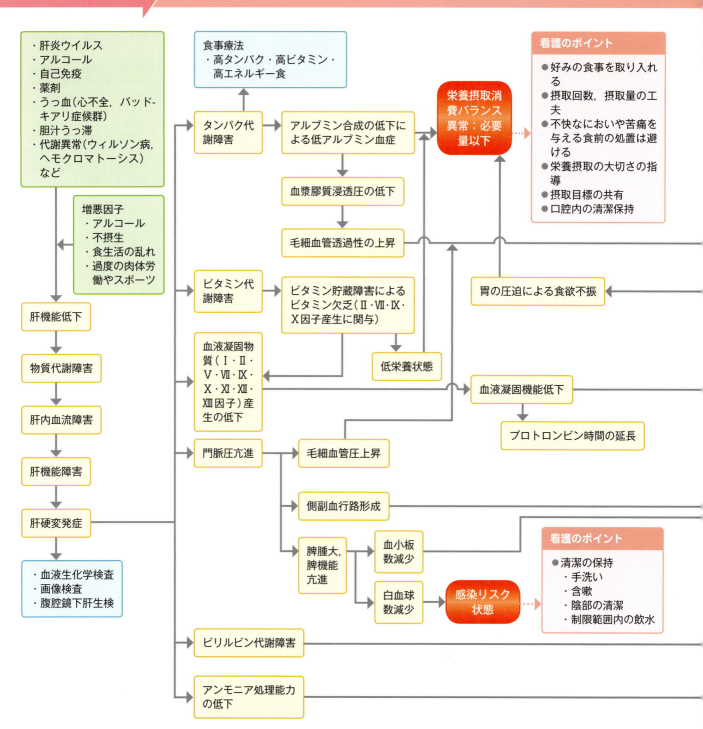

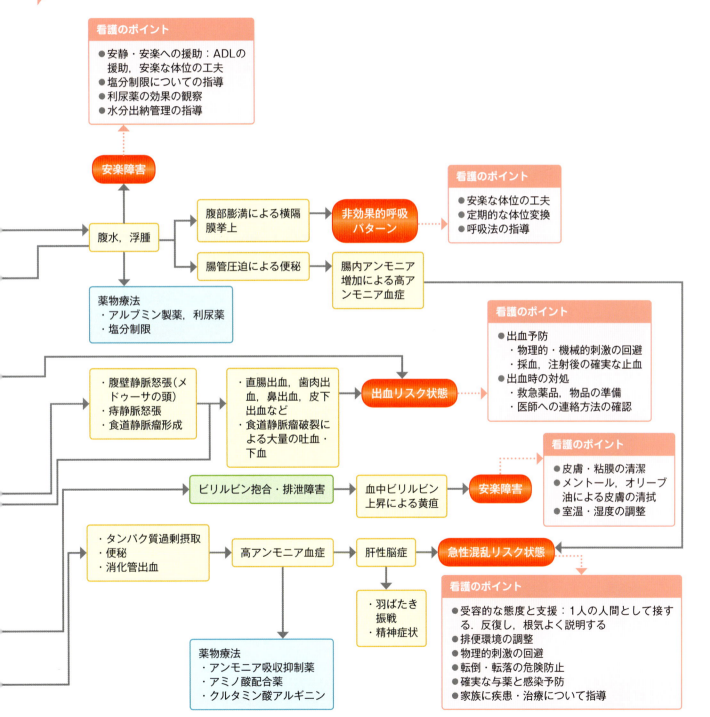

25 胆石症

胆石症の発症
◆コレステロールや色素など胆汁中の成分が，胆嚢，総胆管，肝内胆管内で固まり結石化した状態

急性期～慢性期
◆無症状で経過する場合が多いが，高脂肪の食事摂取により仙痛発作を生じる場合もある．
◆胆汁のうっ滞により細菌感染や黄疸を生じる状態

- ・高脂肪の食事，肥満，ホルモン異常
- ・胆汁酸腸肝循環の遮断
- ・加齢による胆汁酸合成の低下
- ・十二指腸乳頭炎による胆汁うっ滞
- ・胆道系への細菌感染
- ・胆嚢収縮機能低下（脂質異常症，迷走神経切離術後，脊髄損傷，減量ダイエット）
- ・食物の腸管通過時間の遅延
- ・中高年，女性，多産

→ 胆汁の流出障害 → 胆道系でコレステロールやビリルビンからつくられる結石の形成 → 胆石症 → 胆嚢結石 → 胆嚢の収縮 → 自覚症状を示さず経過

- ・超音波検査
- ・排泄性胆嚢造影検査
- ・直接胆道造影検査
- ・腹部X線検査
- ・CT検査
- ・血液検査
- ・尿・便検査
- ・MR膵胆管造影（MRCP）検査
- ・内視鏡的逆行性胆道膵管造影（ERCP）検査

症状の有無，胆石の部位などにより治療を選択

保存的治療
- ・内科的治療
  - ①食事療法
  - ②疼痛コントロール
  - ③感染症対策
- ・結石除去法
  - ①結石溶解療法
  - ②体外衝撃波結石破砕療法（ESWL）
  - ③内視鏡的乳頭括約筋切開術（EST）

外科的治療（手術療法）
- ・腹腔鏡下胆嚢摘出術（LAP-C）
- ・腹腔鏡下総胆管結石除去術
- ・内視鏡的乳頭バルーン拡張術（EPBD）
- ・開腹下胆嚢摘出術
- ・開腹下総胆管切開切石術
- ・肝切除術

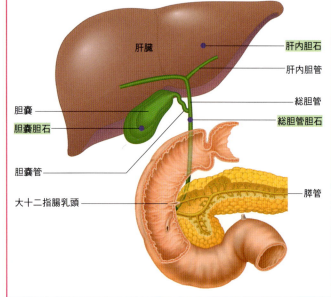

■ 胆道系と胆石症

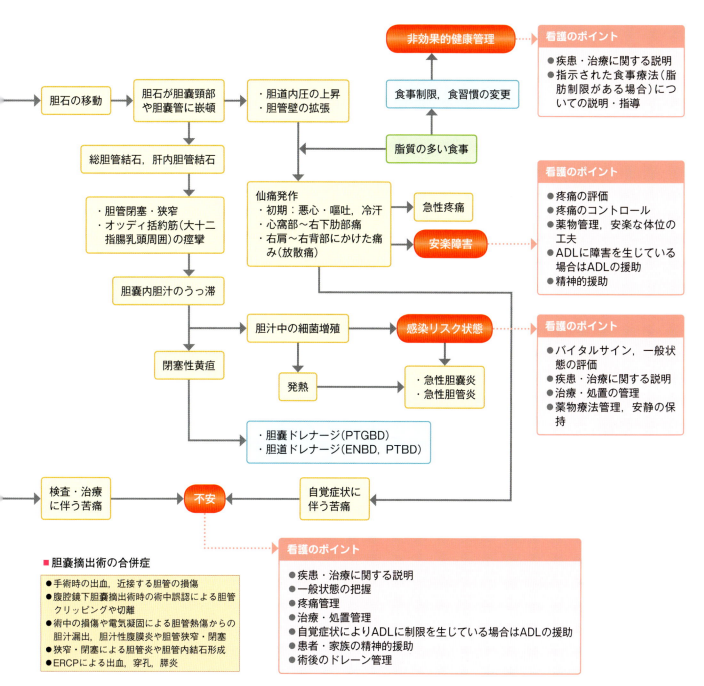

26 膵がん

膵がんの発症～急性期（進行期）
◆膵がんのほとんどは浸潤性膵がんである．
◆早期発見が難しく，症状発現時は進行している場合が多い．

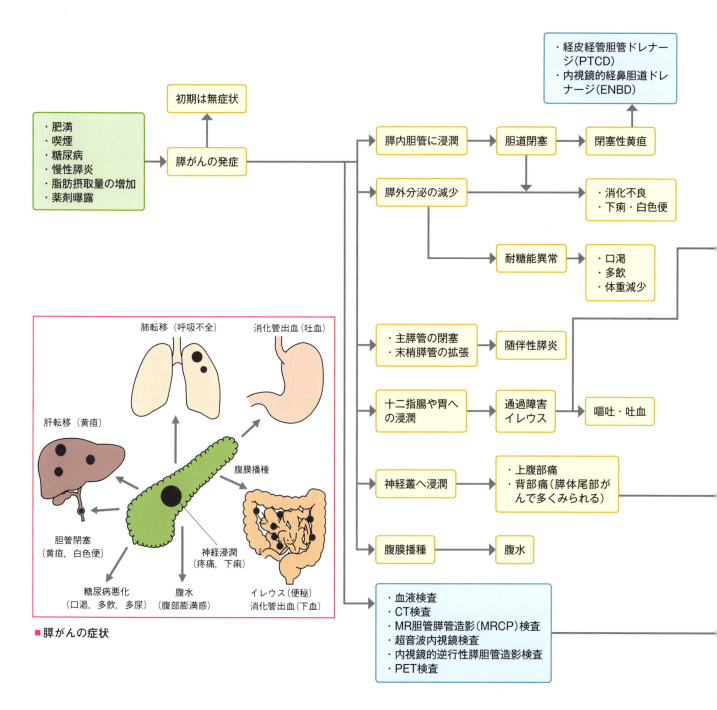

■膵がんの症状

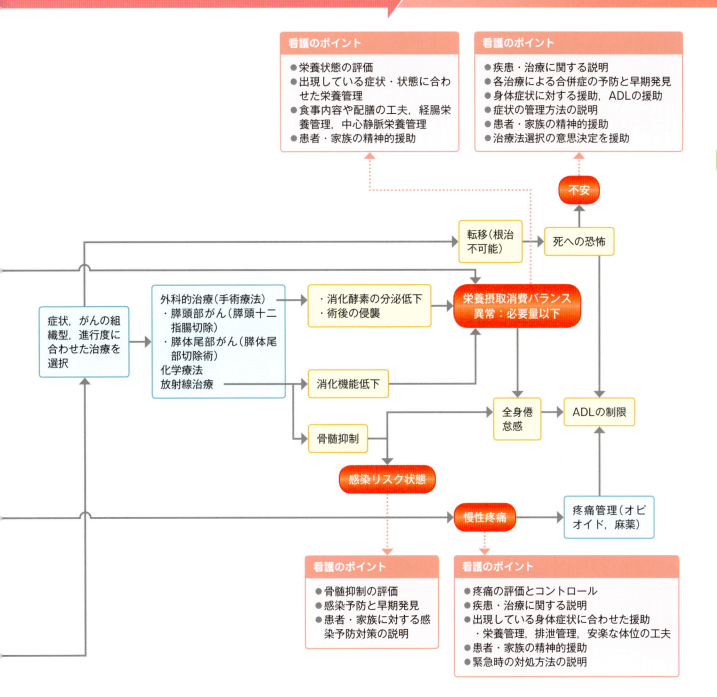

27 大腸がん

大腸がんの発症
◆ 大腸がんとは，長さ約1.5〜2mの大腸（結腸，直腸，肛門）の粘膜から生じる悪性腫瘍の総称である．
◆ 腫瘍の発生した場所により，盲腸がん，結腸がん，直腸がんとよばれる．

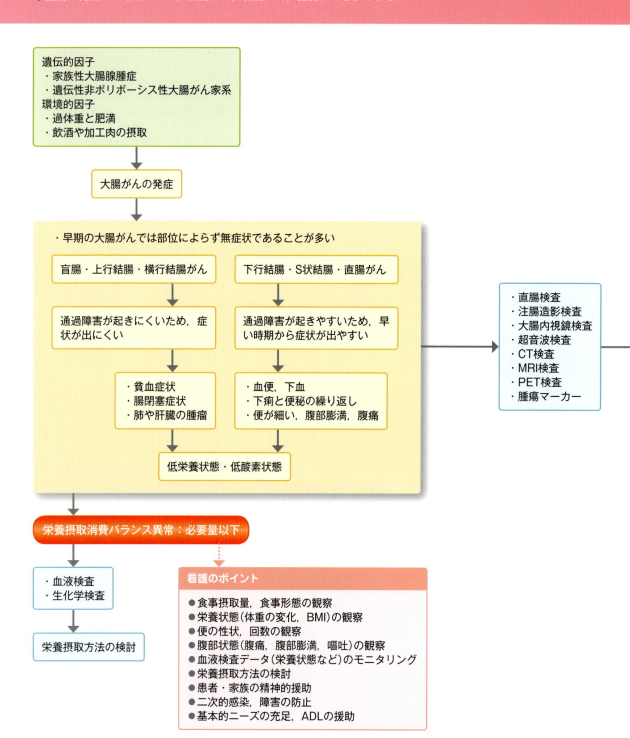

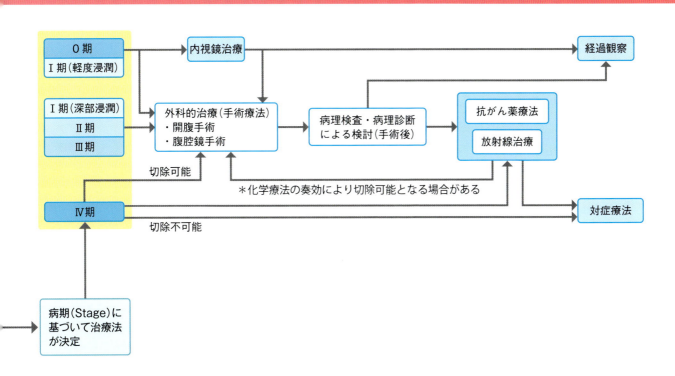

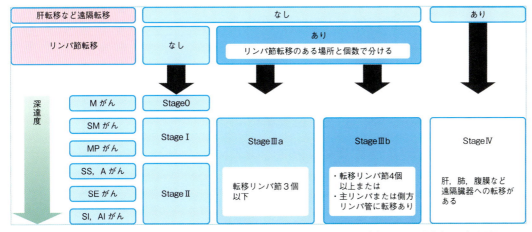

大腸がんでは，深達度に加え，リンパ節への転移や肝臓・肺などの遠隔臓器への転移の有無によって病期（Stage）が分類される
＊大腸がんのStage分類は『大腸癌取扱い規約［第8版］』による

(武藤徹一郎監［石黒めぐみ］：大腸癌．ガイドラインサポートハンドブック，医薬ジャーナル，2007を参考に作成)

■ **大腸がんの病期（Stage）分類**

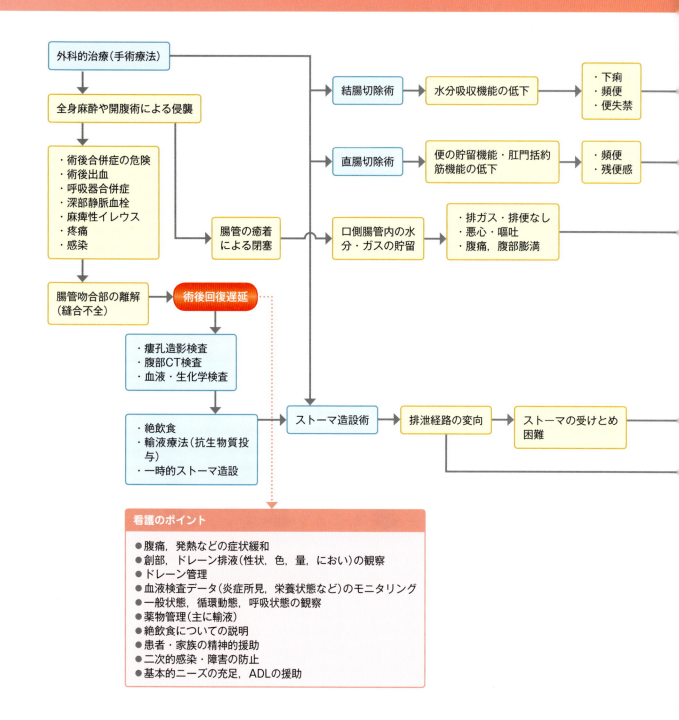

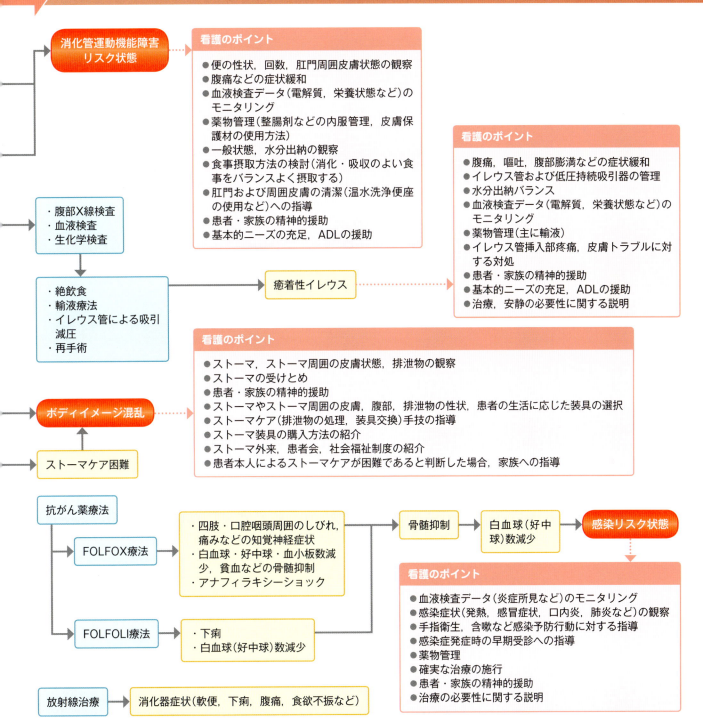

28 腸閉塞（イレウス）

腸閉塞の発症まで
◆腸閉塞とは，術後癒着，大腸がん，ヘルニアなどを基礎疾患とする．腸管の機械的閉塞，腸管の運動障害により，腸内容物の肛門側への通過が障害された状態である．

発症
◆腸内容物の肛門側への移送が停止して発症
◆緊急手術の適応性の判断が予後を左右する．

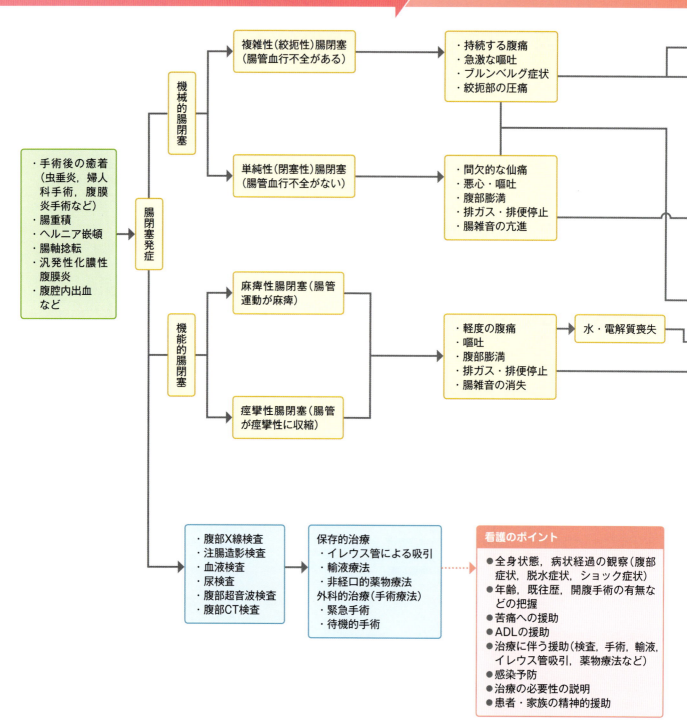

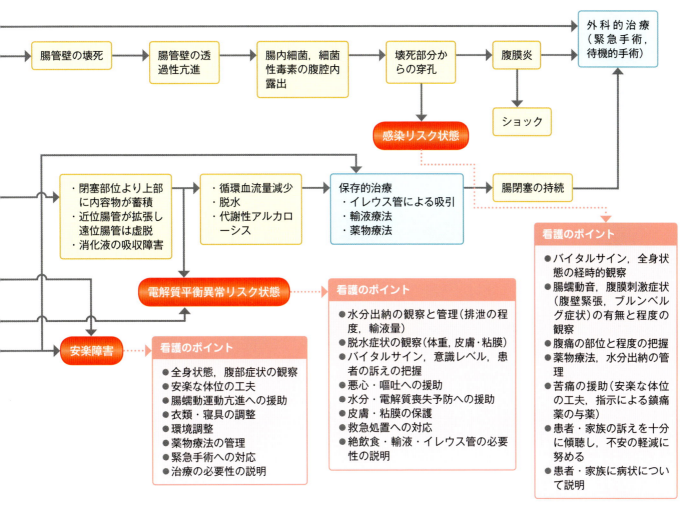

29 腸重積症（患児）

腸重積症の発症
◆腸重積症とは，口側腸管の一部が肛門側腸管の内側にたくしこまれた状態で戻れなくなり，腸閉塞をきたす疾患である．
◆2歳以下の乳幼児に急に発症．症状が急激で苦痛が大きい．

ほとんどが原因不明
・腸管異常（大腸ポリープ，メッケル憩室，異所性膵）
・上気道感染，腸炎

↓

腸管の陥入（腸管重積） → ・腸の循環障害 ・腸閉塞 → ・腹痛（間欠的，不機嫌，啼泣）
・嘔吐（突然の啼泣）：胃液→胆汁性
・粘血便（イチゴゼリー状）
・ダンス徴候

↓

壊死，穿孔

↓

頻脈，血圧低下，顔面蒼白

ショックリスク状態

検査
・問診
・腹部X線検査
・注腸造影検査
・腹部超音波検査
・血液生化学検査
・尿検査

看護のポイント
●全身状態の観察
　・バイタルサイン，意識状態の変化，腹部状態など
●検査・処置の準備・説明
●身体的苦痛，恐怖・不安の緩和

突然の発症 → 緊急入院 → 苦痛を伴う症状・検査・処置

親役割葛藤

看護のポイント
●家族の言動や表情，疲労の有無の観察
●治療・検査・処置に対する認識や不安への対応
●症状観察のための家族指導
●きょうだい児の有無とサポート体制への支援
●再発の可能性と徴候の説明

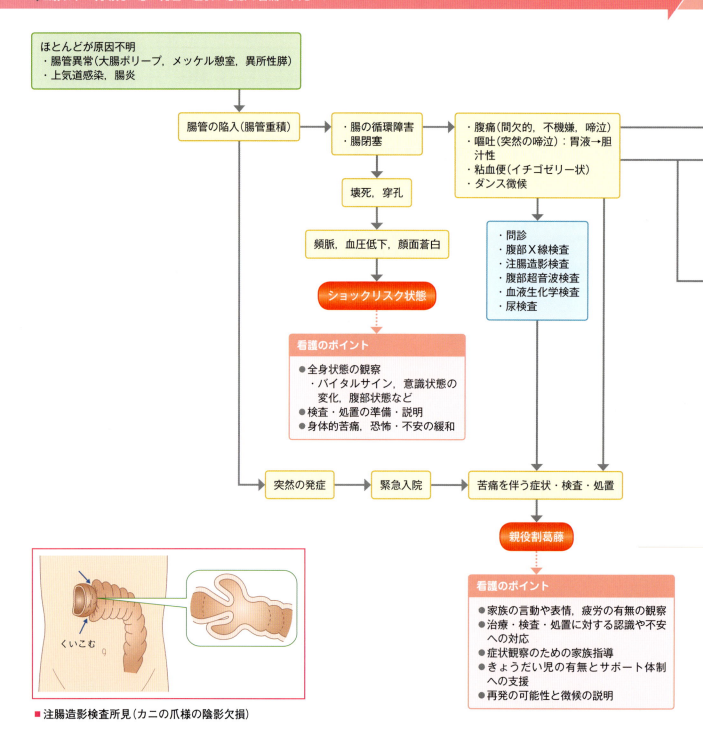

■ 注腸造影検査所見（カニの爪様の陰影欠損）

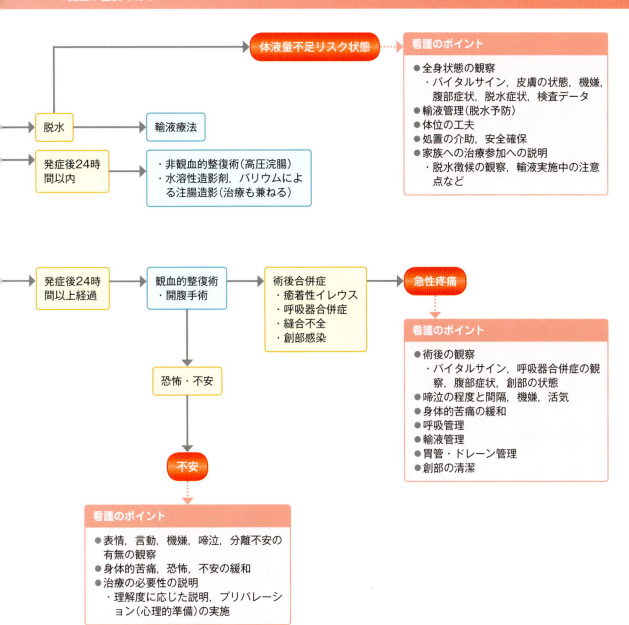

30 クローン病

クローン病の発症まで
◆原因不明で再燃と寛解を繰り返す慢性の肉芽腫性の炎症性腸疾患。口腔から肛門までの全消化管に病変が非連続性、区域性に形成される。

発症
◆病変の部位や程度により異なるが、食後の腹痛や下痢は70%以上の割合で出現する。
◆罹患年齢：20～30歳代、男性：女性＝7：3

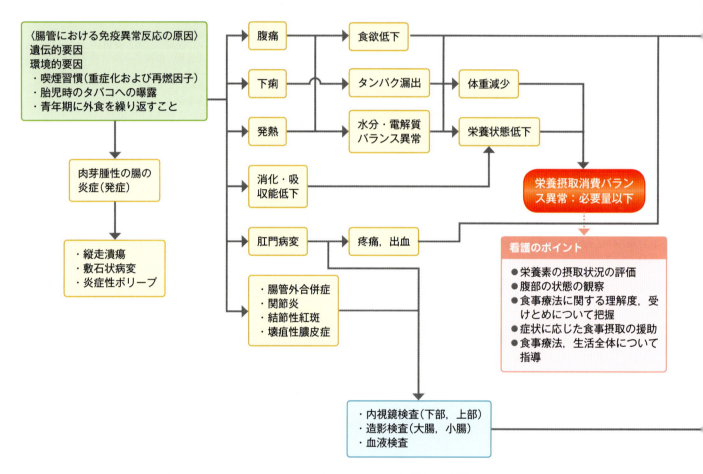

■ クローン病の重症度分類

	※CDAI	合併症	炎症（CRP値）	治療反応
軽症	150～220	なし	わずかな上昇	
中等症	220～450	明らかな腸閉塞などなし	明らかな上昇	軽症治療に反応しない
重症	450以上	腸閉塞，膿瘍	高度上昇	治療反応不良

※CDAI（Chrohn's Disease Activity Index）は、クローン病の活動状況を判断する国際判断基準
※CDAIスコアは8項目の合計点数で得られる。150未満：非活動期、150以上：活動期、450以上：重症
（潰瘍性大腸炎・クローン病診断基準・治療指針［平成26年度］改訂版（平成27年3月31日）、厚生労働科学研究費補助金 難治性疾患克服研究事業「難治性炎症性腸管障害に関する調査研究」班（鈴木班）：平成26年度分担研究報告書［別冊］、p.17～18, 2015）

■ CDAIスコアを求める8項目

1. 過去1週間の軟便または下痢の回数：×2
2. 過去1週間の腹痛（0＝なし，1＝軽度，2＝中等度，3＝重症）：×5
3. 過去1週間の主観的な一般状態（0＝良い，1＝わずかに少し調子が悪い，2＝悪い，3＝かなり悪い，4＝最悪）：×7
4. 患者が現在もっている下記の項目数：×20
   ①関節炎/関節痛
   ②虹彩炎/ブドウ膜炎
   ③結節性紅斑/壊死性膿皮症/アフタ性口内炎
   ④裂肛，痔瘻または肛門周囲腫瘍
   ⑤その他の瘻孔
   ⑥過去1週間37.8℃以上の発熱
5. 下痢に対してロペミンなどの下痢止めの服用（0＝いいえ，1＝はい）：×30
6. 腹部腫瘤（0＝なし，0.4＝疑わしい，1＝あり）：×10
7. ヘマトクリット値（Ht）：×6
8. 体重：100（1－体重/標準体重）

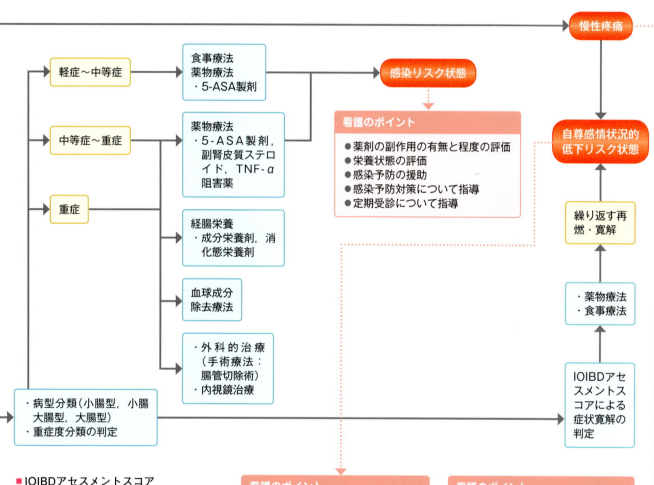

31 1型糖尿病（患児）

1型糖尿病の発症まで
- 1型糖尿病とはインスリンの作用不足による慢性の高血糖を主徴とし種々の特徴的な代謝異常を伴う疾患群である．
- 口渇，多飲，多尿など，患児自身や周囲の人に気づかれにくい症状で進行していることもある．

急性期
- 高血糖の持続により，脱水や意識レベルの低下に注意する．

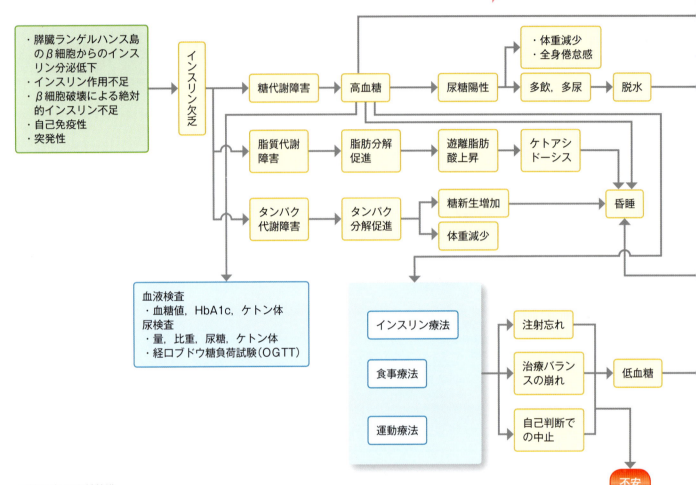

■ 糖尿病の診断基準

1. ①空腹時血糖値≧126mg/dL，②75gOGTT2時間値≧200mg/dL，③随時血糖値≧200mg/dLのいずれか（静脈血漿値）が，別の日に行った検査で2回以上確認できれば糖尿病と診断してよい．血糖値がこれらの基準値を超えても1回だけの場合は糖尿病型とよぶ
2. 糖尿病型を示し，かつ次のいずれかの条件が満たされた場合は，1回だけの検査でも糖尿病と診断できる
   ①糖尿病の典型的症状（口渇，多飲，多尿，体重減少）の存在
   ②HbA1c≧6.5%
   ③確実な糖尿病網膜症の存在
3. 過去において上記1．ないし2．の条件が満たされていたことが確認できる場合は，現在の検査結果にかかわらず，糖尿病と診断するか，糖尿病の疑いをもって対応する
4. 診断が確定しない場合には，患者を追跡し，時期をおいて再検査する．
5. 糖尿病の臨床診断に際しては，糖尿病の有無のみならず，成因分類，代謝異常の程度，合併症などについても把握するよう努める

（日本糖尿病学会）

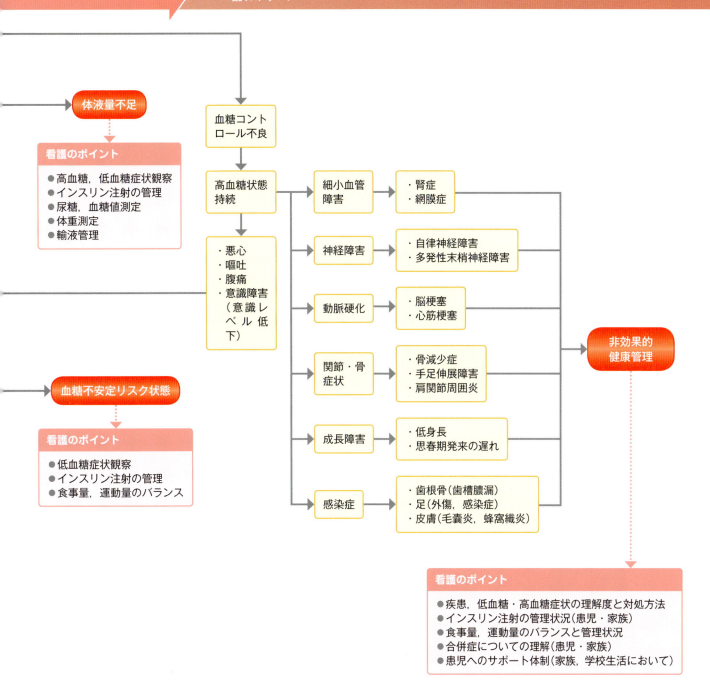

32 2型糖尿病

2型糖尿病の発症まで	発症	急性期
◆遺伝的要因だけでなく，長年の生活習慣やストレスによるインスリン抵抗性亢進をきたしている状態	◆インスリンの作用不足により，慢性の高血糖と代謝異常を生じている状態	◆高血糖に伴う急性合併症のリスクが高い状態，また，血糖コントロールが不安定な状態

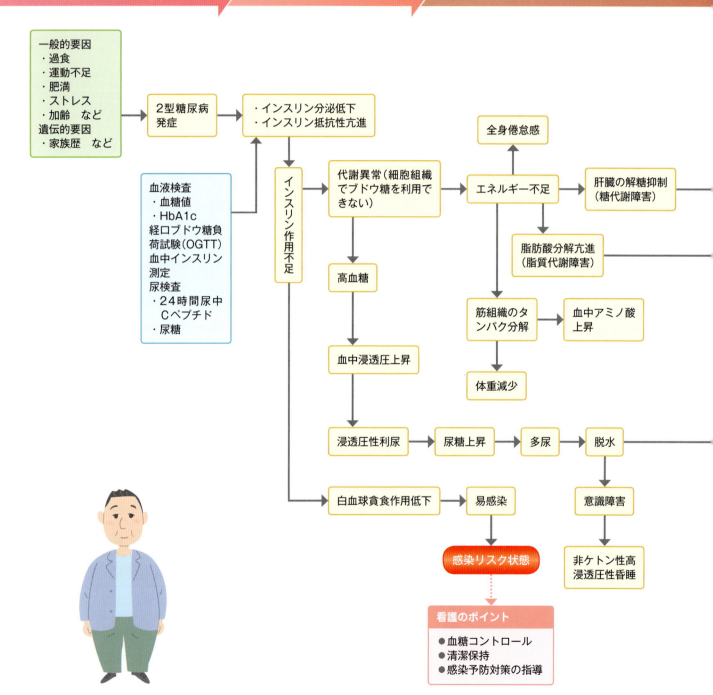

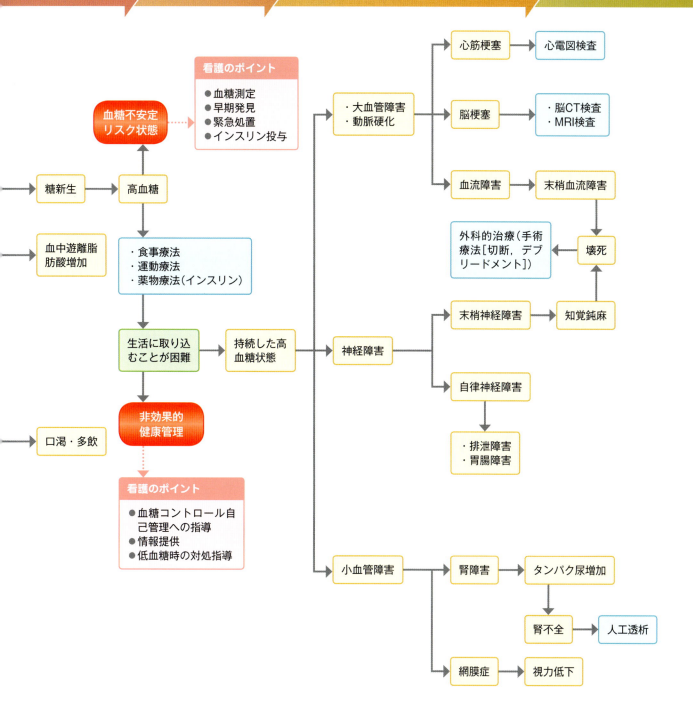

33 甲状腺機能亢進症(バセドウ病)

甲状腺機能亢進症の発症(急性期)
◆甲状腺ホルモンが過剰に合成，分泌され，甲状腺機能が亢進した状態

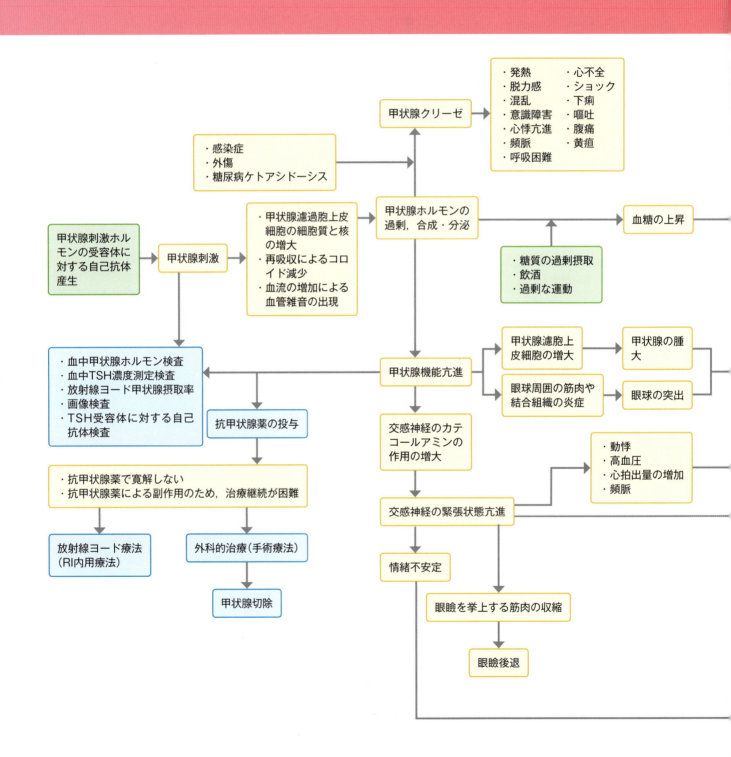

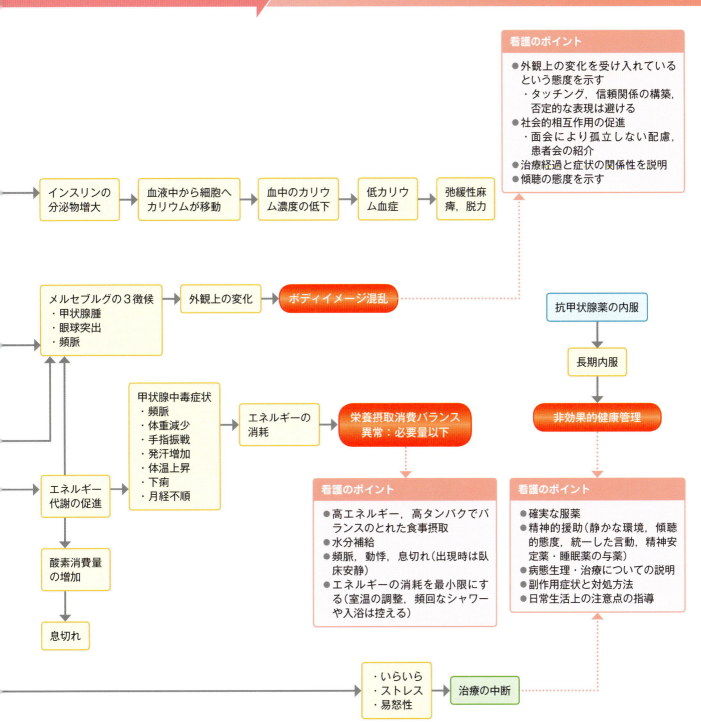

34 脂質異常症

脂質異常症の発症
◆LDLコレステロールとトリグリセリドが高値で，HDLコレステロールが低値の状態

生活習慣
- 食事の過剰摂取
- 糖質・飽和脂肪酸の過剰摂取
- アルコールの過剰摂取
- 運動不足
- 肥満
- 喫煙

遺伝
- 家族性高コレステロール血症
- 家族性複合型脂質異常症
- 家族性Ⅲ型脂質異常症

二次性（続発性脂質異常症）
- 甲状腺機能低下症
- ネフローゼ症候群
- 原発性胆汁性肝硬変
- 閉塞性黄疸
- 糖尿病
- クッシング症候群
- 肥満
- 腎不全，尿毒症
- 自己免疫性疾患

性差
- 更年期以降の女性

コレステロール（リポタンパク）の増加
- 低比重リポタンパク（LDL）の増加
- 高比重リポタンパク（HDL）の減少
- トリグリセリドの増加

↓

脂質異常症発症

↓

- 黄色腫（皮膚，結節，アキレス腱，手指の伸筋腱，眼瞼）
- 角膜輪

血液生化学検査
- カイロミクロン（CM）
- 超低比重リポタンパク（VLDL）
- 低比重リポタンパク（LDL）
- 高比重リポタンパク（HDL）
- LDLコレステロール
- HDLコレステロール
- トリグリセリド（TG，中性脂肪）

二次性（続発性脂質異常症）の検査
- 糖尿病検査
- 腎機能検査
- 肝機能検査
- 甲状腺機能検査

↓

- 食事療法（総摂取エネルギー・栄養素配分・コレステロール摂取量の適正化）
- 運動療法
- 薬物療法
  ① スタチン（HMG-COA 還元酵素阻害薬）
  ② レジン（陰イオン交換樹脂）
  ③ ニコチン酸系薬
  ④ フィブラート系薬
  ほか

→ **薬物療法による副作用** → ・消化器症状 ・筋力低下 ・便秘 → **内服中断** → **非効果的健康管理**

過体重

看護のポイント
- 肉の脂身，乳製品，卵黄の摂取を控える
- 魚類，大豆製品の摂取を増やす
- 野菜，果物，未精製穀類，大豆，海藻の摂取を増やす
- 食物繊維の摂取を増やす
- 減塩
- アルコールの過剰摂取を控える

看護のポイント
- 禁煙
- 標準体重の維持（過食を控える，身体活動量を増やす）
- 有酸素運動の実施
- 薬物療法の継続

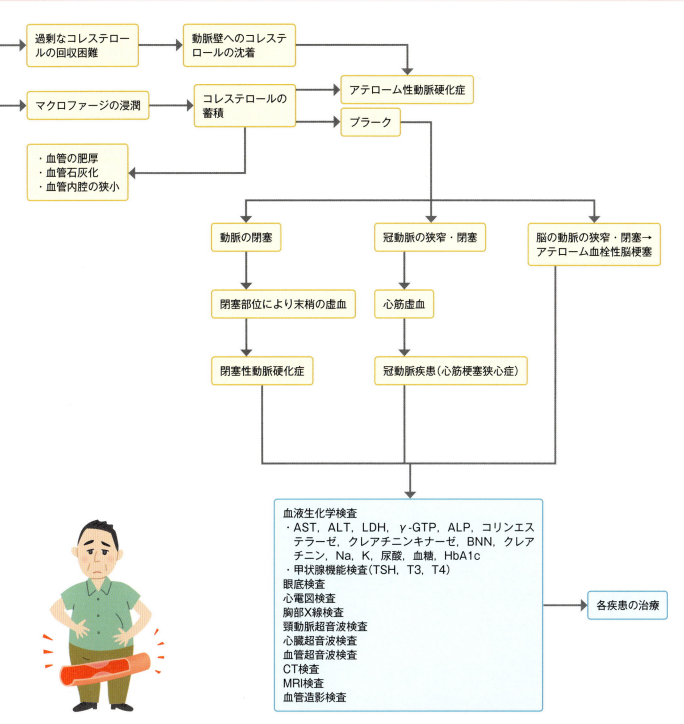

35 高尿酸血症

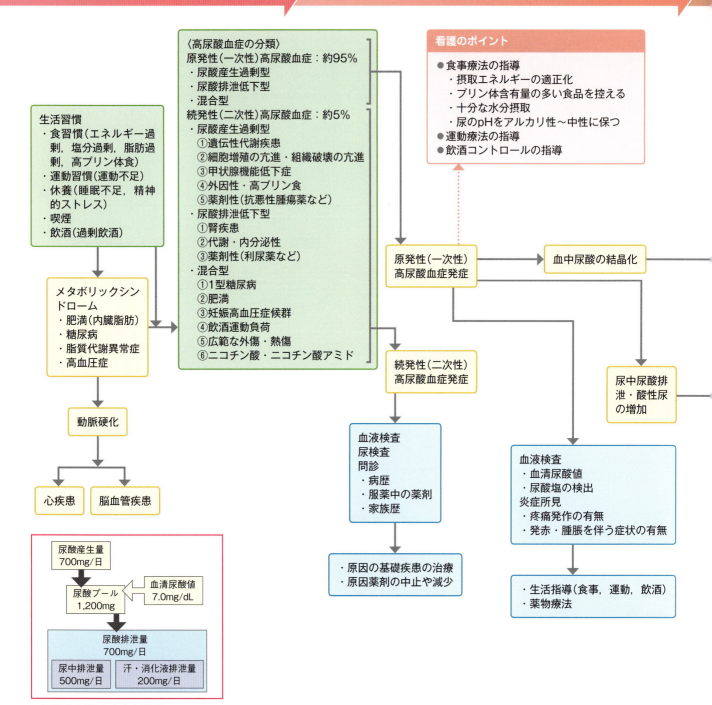

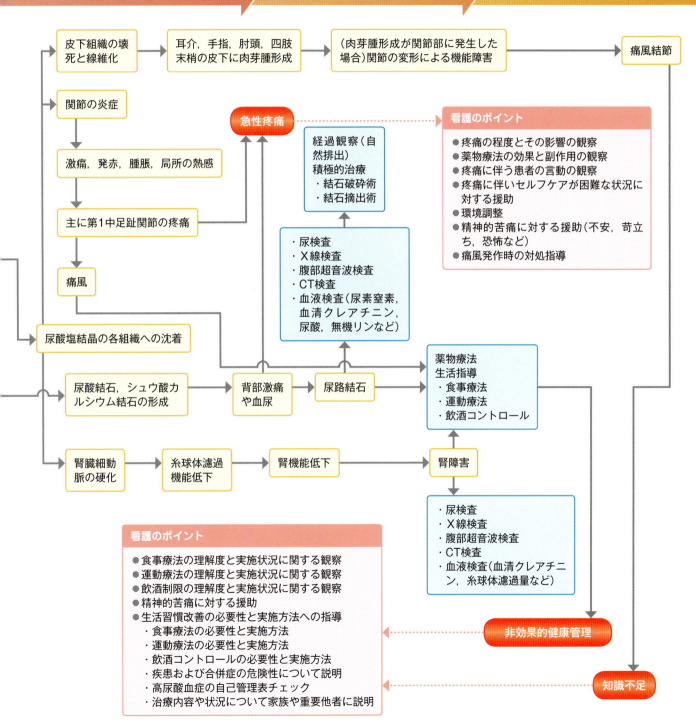

36 クモ膜下出血

クモ膜下出血の発症まで
◆クモ膜下出血（SAH）とは，なんらかの原因でクモ膜下腔に出血が起こり，脳脊髄液に血液が混入した状態をいう．
◆その原因となる疾患は多岐にわたるが，最も重要なのが脳動脈瘤破裂によるものである．その病態は，クモ膜下腔への単なる出血だけでなく，その後の血管攣縮による脳虚血や正常圧水頭症などさまざまなものが含まれ，刻々と病態が変化していく．

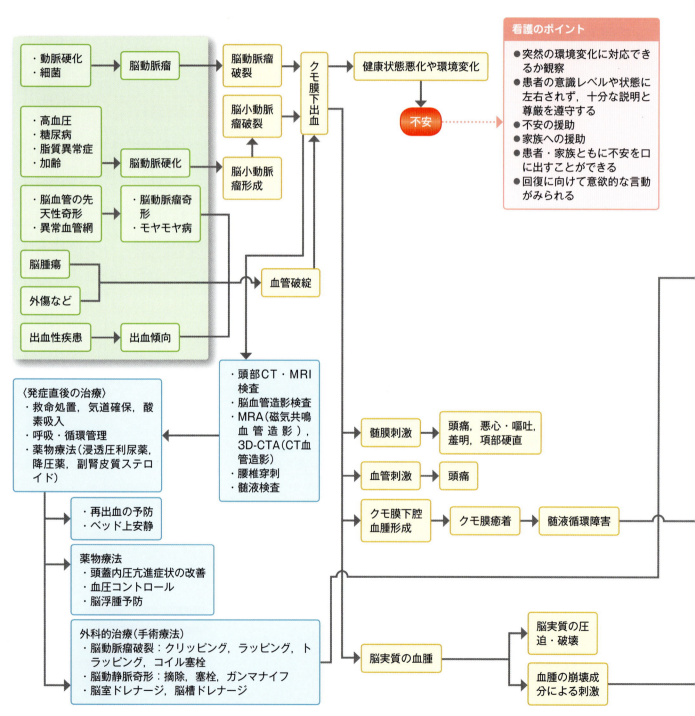

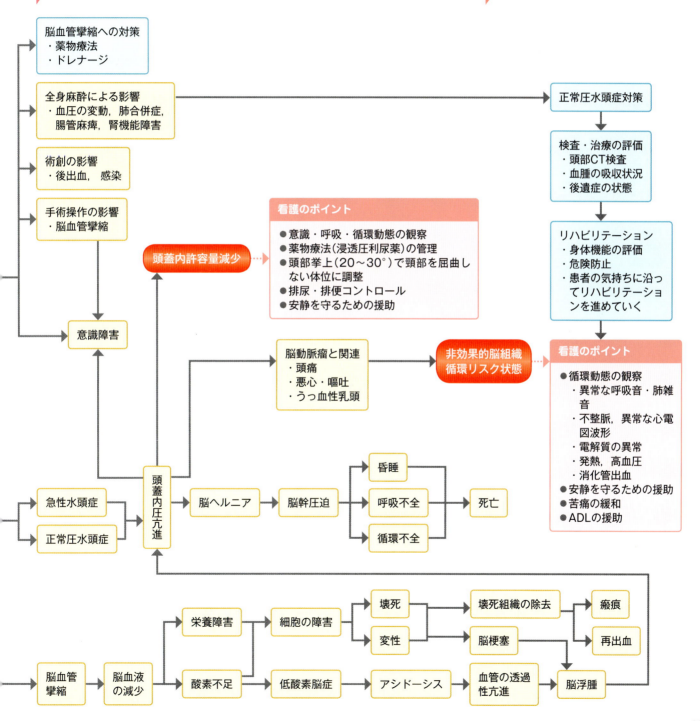

37 脳梗塞

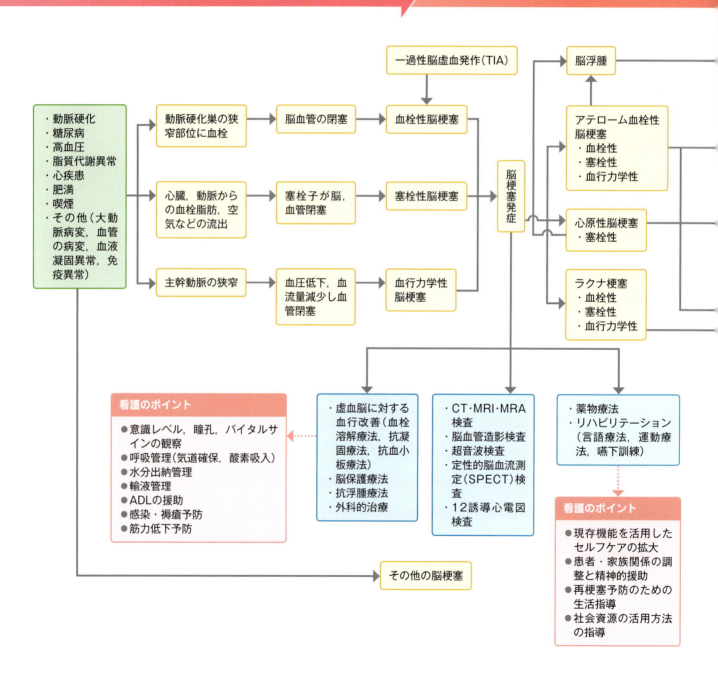

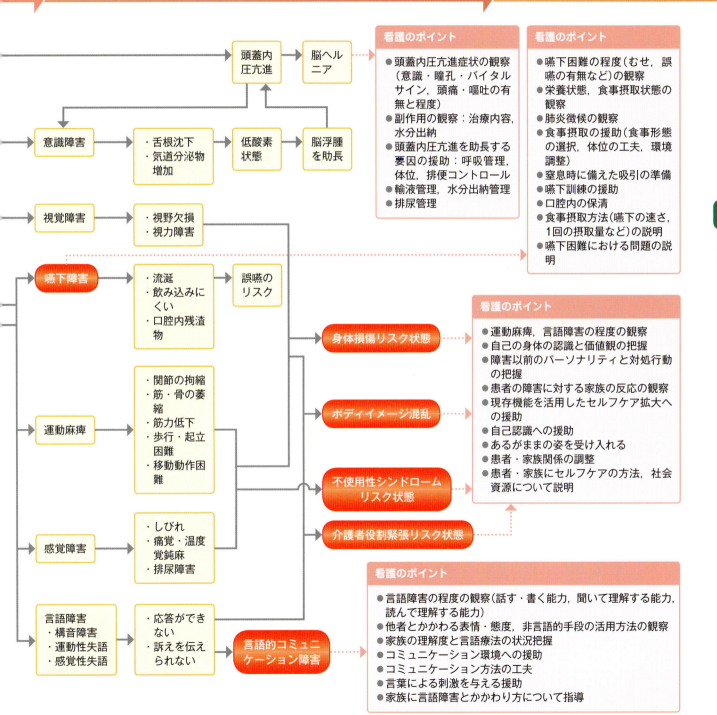

38 脳出血

脳出血の発症まで
- 脳血管の破綻により生じる脳実質内への出血
- 日中活動時に前駆症状もなく，突然発症することが多い．
- 血腫増大により片麻痺などの局所症状が出現する．

急性期（約2週間）
- 救命処置，再出血予防と異常の早期発見，頭蓋内圧亢進の改善のための治療と援助
- 運動機能障害や安静による二次機能障害，合併症の予防

危険因子
- 加齢，過量飲酒
- 糖尿病，脂質異常症

高血圧性
- 持続性の高血圧
  ① 高血圧性脳出血が約80%
  ② 脳動脈の線維素様変性（血管壊死）→血管透過性が亢進→動脈破綻
- 血漿性動脈壁の壊死（多発性脳内小動脈瘤の破裂）

非高血圧性
- 出血性疾患：白血病，再生不良性貧血，血小板減少性紫斑病
- 脳動脈瘤
- 血管奇形
- 脳腫瘍：脳動静脈奇形，海綿状血管腫，もやもや病
- 脳アミロイドアンギオパチー
- 抗凝固療法による出血傾向
- 外傷

意識障害，神経学的所見の評価
- 意識レベルの低下
- 呼吸数の低下，異常呼吸
- 血圧上昇，脈圧の増大と不整
- 瞳孔散大，対光反射の消失（有無，程度）
- 眼球運動（共同偏視，眼振）
- 項部硬直の有無
- 顔面非対称の有無，嚥下運動
- 刺激に対する四肢の動きの左右差
- 運動麻痺の部位と程度，性質
- 失語症の出現

→ 脳出血 → 血腫の形成 → 周囲の脳組織の破壊
- 吸収（約4週間後）
- 周囲の脳組織への圧迫
- 脳血流の減少
- 低酸素脳症

血腫が存在する部位の機能障害による局所の主要症状

大脳皮質下出血（15～25%）
- 頭頂葉：反対側の感覚麻痺と頭痛
- 後頭葉：同名反盲
- 側頭葉：感覚性失語，視野障害
- 前頭葉：反対側上肢に強い運動麻痺，下肢および顔面の軽い麻痺

被殻出血（35～50%：レンズ核線条体動脈から出血）
- 出血と反対側の顔面を含む片麻痺と，感覚障害
- 同名反盲，出血側への共同偏視
- 優位半球の出血では失語

視床出血（10～25%：後視床穿通動脈などから出血）
- 出血と反対側の感覚障害と軽度の片麻痺
- 縮瞳，対光反射の減弱または消失眼球の下方への共同偏視
- 病巣のみでも傾眠傾向，見当識障害，健忘などを生じる

内科的治療
- 呼吸管理
- 循環・血圧管理
- 頭蓋内圧亢進の改善・脳浮腫管理
- 止血薬による止血促進
- 脳代謝改善薬の与薬
- 消化管出血，誤嚥性肺炎，尿路感染などの合併症の予防

検査
- CT・MRI検査
- 脳血管造影検査
- 髄液検査
- 脳波検査

外科的治療（手術療法）
- 血腫除去術（全身麻酔下にて）
  →部位，血腫の大きさ，意識状態により適応は異なる
  →全身状態や年齢も考慮（高齢者は心・肺疾患，糖尿病などの合併により，全身麻酔後の予後不良の場合が少なくない）
- CT定位的血腫吸引術（局所麻酔下にて）
- 脳室ドレナージ（急性水頭症を生じている場合）

全身麻酔による影響
- 血圧の変動，肺合併症
- 腸管麻痺，腎機能障害

術創の影響
- 出血，感染

手術操作の影響
- 脳血管攣縮

可能なかぎりの早期リハビリテーション

早期リハビリテーション

看護のポイント
- 意識障害の有無と程度
- 呼吸・循環状態の観察・管理
- 神経学的徴候の変化の観察
- 不使用性シンドロームの予防（体位変換，良肢位保持，他動運動，感染予防）
- 患者・家族の精神的援助
- 頭蓋内圧亢進症状の早期発見・対処

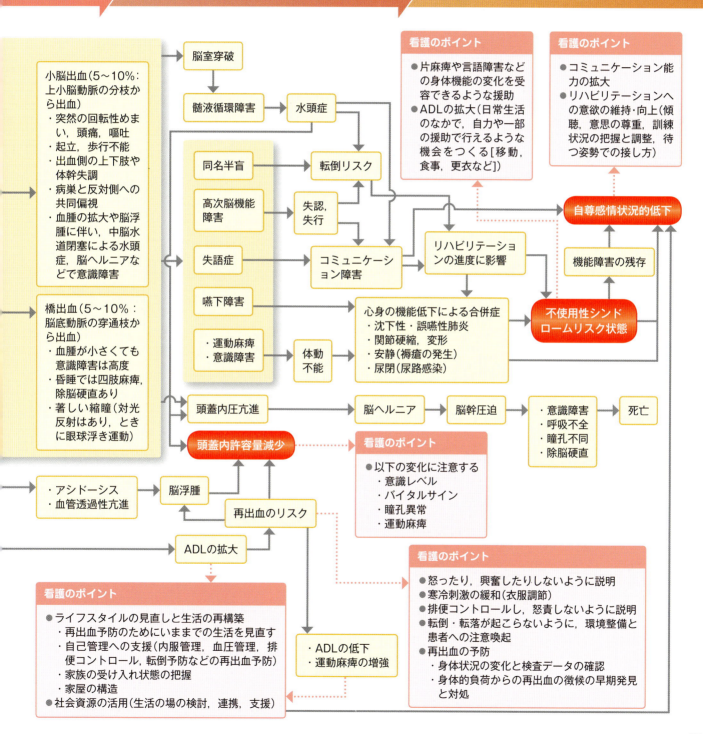

39 脳腫瘍

脳腫瘍の発症まで
◆頭蓋内に発生した新生物により脳組織に破壊や圧迫が生じた状態
◆脳腫瘍とは，頭蓋内に発生したすべての新生物を基礎疾患とする．

発症
◆頭蓋内組織から発生，または他臓器から頭蓋内に転移して発生
◆発生部位に応じた症状が出現

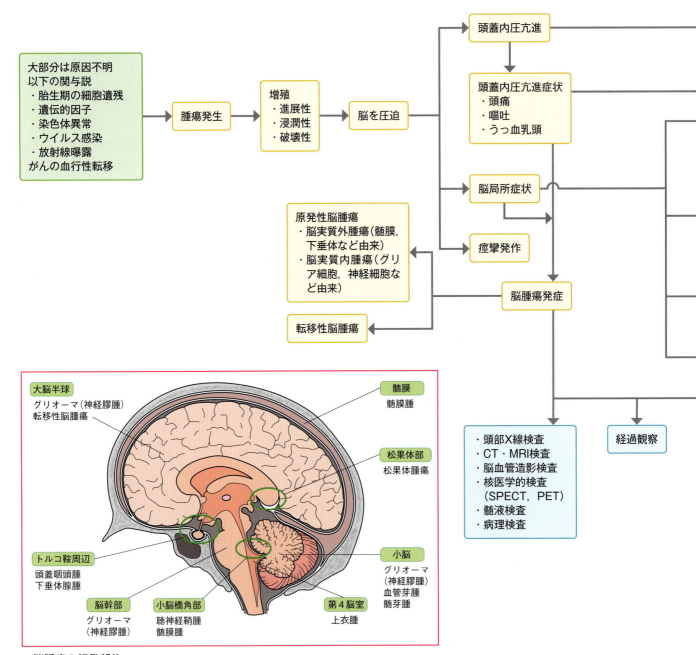

■ 脳腫瘍の好発部位

凡例

- 原因・誘因
- 検査・治療
- 病態・臨床症状
- 看護ケア
- 看護診断（看護上の問題）

病期

急性期
- 増殖の程度により進行性に症状が悪化
- 全身状態・脳組織循環の観察, 治療に伴う援助が必要

慢性期
- 根治術不能な場合は, 予後不良
- 症状に応じた援助が必要
- 患者・家族の精神的援助

終末期
- 意識障害が強度, 全身状態悪化
- ADLのすべてを援助
- 家族への精神的援助が重要

病態・関連図

頭蓋内圧亢進の機序
- 腫瘍容積の増大, 脳浮腫, 脳室系閉鎖による髄液循環不全
- 静脈系閉塞による静脈還流障害
- 脳室閉塞による水頭症

→ ・脳ヘルニア ・脳虚血 → ・意識障害 ・呼吸障害 → 対症療法 → 予後不良

大脳半球を圧迫 → ・てんかん発作 ・感覚障害 ・同名性半盲 ・失語, 片麻痺

視床下部・下垂体 視交叉を圧迫 → ・内分泌障害 ・視力障害 ・視野障害

脳幹を圧迫 → ・嚥下障害 ・構音障害 ・眼球運動障害

小脳を圧迫 → ・四肢や体幹の失調

→ 組織型・進行度により治療の選択

- 外科的治療（手術療法）: 完全摘出／亜全摘出／部分摘出
- 放射線治療: 放射線宿酔／骨髄抑制／脱毛・皮膚障害／脳浮腫
- 化学療法: 悪心・嘔吐／骨髄抑制／脱毛／腎機能障害

→ 再発の可能性 → 不安

→ 栄養摂取消費バランス異常：必要量以下

看護診断

- 非効果的脳組織循環リスク状態
- 身体外傷リスク状態
- 不安

看護のポイント

（非効果的脳組織循環リスク状態）
- 頭蓋内圧亢進症状の観察（バイタルサイン, 意識, 瞳孔の確認, 頭痛・嘔吐の有無と程度）
- 痙攣の有無と出現状況の観察
- 治療内容と副作用の観察（内科的治療, 外科的治療）
- 呼吸管理, 輸液管理
- 頭痛, 嘔吐, ADLの援助

（身体外傷リスク状態）
- 感覚・視力・視野障害, 片麻痺, 運動失調の有無と程度の観察
- 歩行状態, ふらつきの程度の観察
- 精神的いらだち, 不快症状の把握
- ADLの把握と援助
- 環境の調整（危険物の除去, ベッド柵, 手すり, 補助具の活用など）
- 身体保護の必要性と方法の説明（帽子, 滑りにくい靴の着用など）
- 危険回避行動の説明（慎重な歩行, 周囲への注意行動）

（治療選択）
- 全身状態の観察
- 検査・治療に対する説明と援助
- 身体的・精神的苦痛の緩和

（栄養）
- 悪心・嘔吐の有無と程度の確認
- 食欲・食事摂取量の観察
- 食事ができる環境の整備

（不安）
- 不安を示す徴候の観察
  ・表情・言動・身体症状・対処行動など
- 訴えの傾聴, 睡眠への援助
- 思いを共有できる時間の提供
- 退院後の生活について説明
- 家族に再発の徴候, 社会資源の活用について説明

39 脳腫瘍

40 重症筋無力症

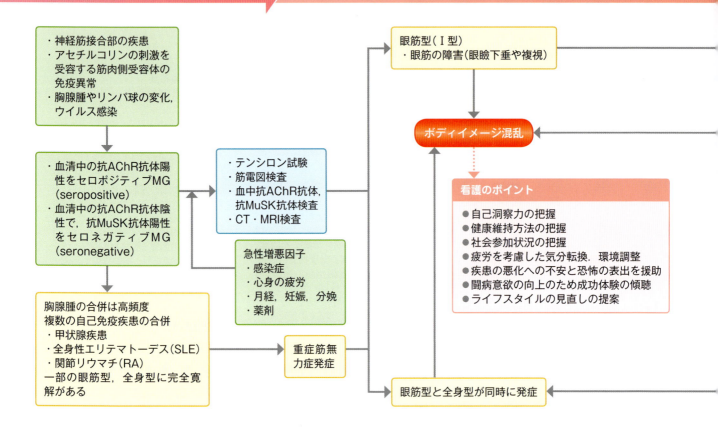

重症筋無力症(MG)の発症まで
◆神経筋接合部のアセチルコリン受容体(AChR)に対する抗体が原因となる臓器特異的な自己免疫疾患である.

急性期
◆易疲労性と筋力低下をきたし,夕方になると症状が強くなる.眼筋型で発症する場合が多く,複視,一側性あるいは両側性の眼瞼下垂,閉眼不全を訴える.眼筋型と全身型が同時に発症することもある.

- ・神経筋接合部の疾患
- ・アセチルコリンの刺激を受容する筋肉側受容体の免疫異常
- ・胸腺腫やリンパ球の変化,ウイルス感染

- ・血清中の抗AChR抗体陽性をセロポジティブMG(seropositive)
- ・血清中の抗AChR抗体陰性で,抗MuSK抗体陽性をセロネガティブMG(seronegative)

- ・テンシロン試験
- ・筋電図検査
- ・血中抗AChR抗体,抗MuSK抗体検査
- ・CT・MRI検査

胸腺腫の合併は高頻度
複数の自己免疫疾患の合併
- ・甲状腺疾患
- ・全身性エリテマトーデス(SLE)
- ・関節リウマチ(RA)
一部の眼筋型,全身型に完全寛解がある

急性増悪因子
- ・感染症
- ・心身の疲労
- ・月経,妊娠,分娩
- ・薬剤

重症筋無力症発症

眼筋型(Ⅰ型)
・眼筋の障害(眼瞼下垂や複視)

眼筋型と全身型が同時に発症

ボディイメージ混乱

看護のポイント
- ●自己洞察力の把握
- ●健康維持方法の把握
- ●社会参加状況の把握
- ●疲労を考慮した気分転換,環境調整
- ●疾患の悪化への不安と恐怖の表出を援助
- ●闘病意欲の向上のため成功体験の傾聴
- ●ライフスタイルの見直しの提案

用語解説
テンシロン試験
抗コリンエステラーゼ剤を静脈注射して,筋無力症状が改善するかどうかを確認する.改善すれば陽性と診断される.

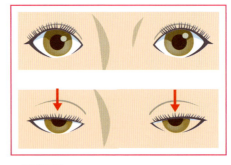
■眼瞼下垂

■重症筋無力症FA分類

Class	名称	状態
Ⅰ	眼筋型	
Ⅱa	軽症全身型	四肢が強い
Ⅱb	軽症全身型	球症状が強い
Ⅲa	中等症全身型	四肢が強い
Ⅲb	中等症全身型	球症状が強い
Ⅳa	重症全身型	四肢が強い
Ⅳb	重症全身型	球症状が強い 経管栄養
Ⅴ	挿管状態	人工呼吸器の有無は問わない

| 原因・誘因 | 検査・治療 | 病態・臨床症状 | 看護ケア | 看護診断（看護上の問題） |

急性増悪期・回復期
◆急性増悪因子により，四肢の筋力低下や呼吸障害を起こすことがあり，易疲労性の回復期では症状が安定する．

慢性期
◆筋無力症の症状悪化を防止するためには，治療の継続や家族の協力が必要である．

全身型（Ⅱ～Ⅴ型）
・顔面，四肢筋の脱力と麻痺
・球麻痺症状（嚥下，咀しゃく，構音障害）

→ 抗MuSK陽性

重症度による治療の選択

薬物療法（抗ChE薬） → 症状悪化 → ・副腎皮質ステロイド ・免疫抑制薬 → **消耗性疲労**

↓
感染コントロール不良
↓
クリーゼ

クリーゼの前駆症状
・自覚症状：息苦しさ，喀痰出困難，唾液の嚥下困難
・息苦しさに伴う不眠
・ムスカリン症状（副交感神経興奮作用）：唾液・涙・気管分泌物の分泌亢進，悪心・嘔吐，下痢，腹痛など

↓
人工呼吸管理
↓
離脱

→ **非効果的呼吸パターン**

看護のポイント
● 筋力と易疲労性程度の把握
● 抗ChE薬の効果の把握
● 胸腺腫摘出術の有無と必要性の把握
● 脱力と疲労感の程度によりADLの援助
● 会話困難時の援助
　・筆談や文字盤の使用
　・カードの使用
　・合図の取り決め
● 家族へ疾患や援助の必要性を説明
● 周囲の環境整備と活動量の調整について指導
● 薬物管理の指導

看護のポイント
● クリーゼの前駆症状の観察
　・息苦しさ，喀痰出困難
　・ムスカリン症状の有無
　・発熱の有無
● 薬理学的検査の把握
● 抗ChE薬や副腎皮質ステロイドの投与状況の把握と援助
● 他の薬剤の投与状況の把握
● 体重の変動を把握
● クリーゼ発症後の呼吸管理
● 症状の増悪因子予防への指導
　・過労やストレスの管理
　・禁忌薬剤の知識
　・薬物管理
　・妊娠，分娩，手術の知識

胸腺摘出術
↓
放射線治療
↓
難治症例 → ・副腎皮質ステロイド ・免疫抑制薬 ・血漿浄化療法 ・免疫グロブリン大量療法

40 重症筋無力症

41 多発性硬化症

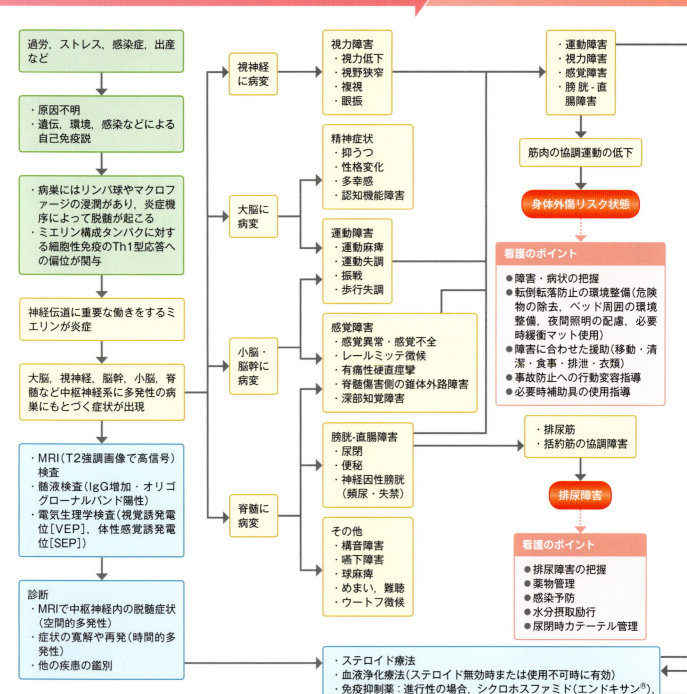

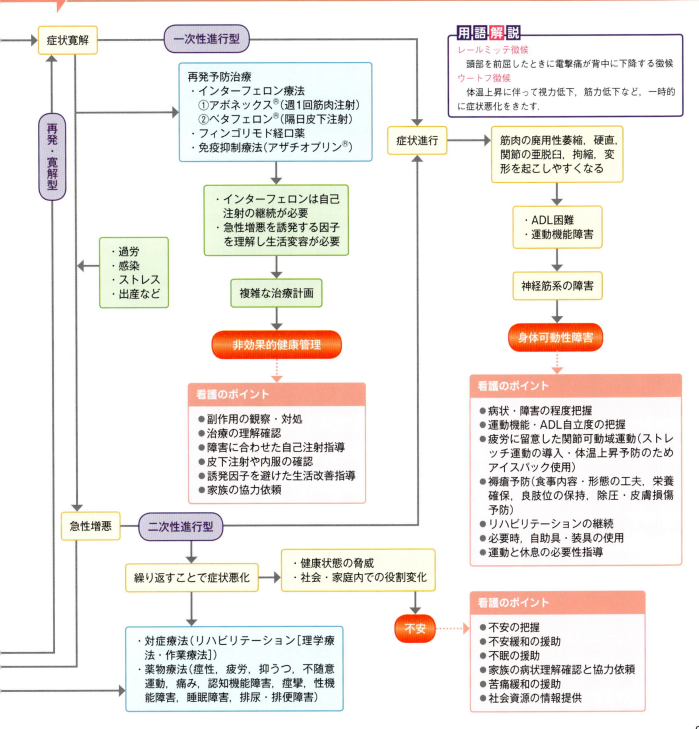

42 パーキンソン病

パーキンソン病の発症
◆ 中脳の神経細胞が変性・脱落することによって錐体外路性運動障害が出現する緩徐進行性の神経変性疾患である．

急性期・回復期
◆ 症状の進行に伴い，運動障害とADLが低下するため，機能をできるだけ維持しながら転倒などの二次的障害を予防する．
◆ パーキンソン症状と治療薬の副作用を観察しながら，薬物の調整管理を行う．

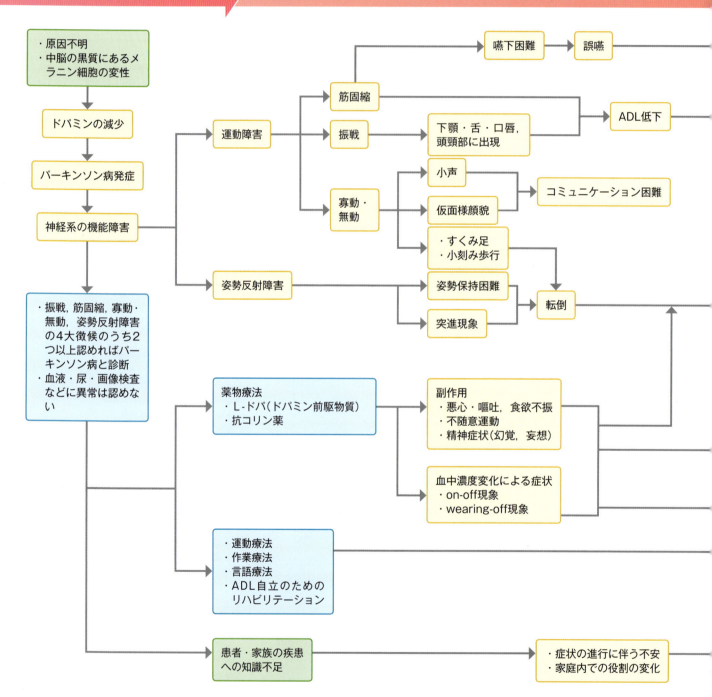

凡例: 原因・誘因 / 検査・治療 / 病態・臨床症状 / 看護ケア / 看護診断(看護上の問題)

慢性期
◆患者だけでなく家族へ疾患や服薬管理について指導を行う．
◆生活全般の介助が長期間に及ぶため，ケアに必要な社会資源の導入を検討し，家族の介護疲れへのサポートを行う．

- ・食事摂取量減少
- ・脱水

→ 栄養状態低下 → **摂食セルフケア不足**

看護のポイント
- 症状の種類と出現状況・程度の観察
- 食事に関するADLの状況
- 自立度に応じた食事の援助
- 食事形態の工夫と環境の調整
- 薬剤の効果・副作用の有無と程度

身体外傷リスク状態

看護のポイント
- 転倒予防への環境の整備
- 症状の種類と出現状況・程度の観察
- 薬剤の効果・副作用の有無と程度
- 移動動作の状況
- 歩行の援助
- 精神的・心理的状態の観察

中脳と橋の割面である．黒質と青斑核の色調が薄くなっており（→），これらの神経核のメラニン含有神経細胞の減少を示す
（http://pathology.or.jp/corepictures2010/17/c05/01.html）
■ 中脳黒質病変（マクロ像）

- 服薬に関する認識・理解不足
- 薬物療法による症状コントロール困難

外科的治療（手術療法）
・定位固定術（一側性の振戦が著明で薬物療法では効果が得られない場合）

非効果的健康管理

看護のポイント
- 薬剤の効果・副作用の有無の観察
- 薬物療法の内容と効果，副作用についての説明・指導

・寝たきり予防のためのリハビリテーション
・摂食・嚥下リハビリテーション

介護者役割緊張リスク状態

看護のポイント
- 疾患に対する知識・受容の程度
- 患者・家族の生活・経済状況・介護力
- 疾患・介護方法についての説明・指導
- 介護疲れへのサポート
- 不安や心配事の相談
- 社会資源活用のための援助

42 パーキンソン病

43 筋萎縮性側索硬化症

筋萎縮性側索硬化症（ALS）の発症	急性期	慢性期・終末期
◆上位と下位運動ニューロンが選択的に侵され進行性に全身の筋萎縮や筋力低下をきたす． ◆難病（厚生労働省特定疾患）の1つである．	◆球麻痺症状が出現．感染症を契機に呼吸障害は悪化し，生命の危機的状態に陥る．	◆運動障害の進行により，日常生活は部分的介助から次第に全面的介助を余儀なく

- いまだに原因は不明
- フリーラジカルの関与やグルタミン酸受容体のサブタイプであるAMPAを介したグルタミン酸仮説が有力
- ALSのほとんどは孤発性
- 家族性ALSの20％に，SOD1遺伝子変異が認められた
- TDP-43，FUS/TLS，OPTNなどの遺伝子関与も解明されつつある

- 筋電図検査
- 筋生検
- 関連所見
  ①血清クレアチンキナーゼや髄液タンパクの上昇
  ②頭部MRI検査で内包後脚，大脳脚などの錐体路に限局性高信号
- その他の疾患との鑑別
  ①血液生化学，尿検査，末梢神経伝達速度，髄液検査，血清・尿免疫電気泳動（ベンス-ジョーンズタンパク）
  ②遺伝子検査
  ③脊髄MRI検査

- 深部反射の亢進
- バビンスキー反射
- 発症領域と上位・下位により初期症状は異なる

全身の筋萎縮と筋力低下
- 前腕，上腕，肩甲骨，体幹，筋脱力，舌筋，咽頭筋など

球麻痺症状
- 構音障害
- 嚥下障害

- 肋間筋障害
- 頸部障害

- 呼吸障害
- 頸部下垂

陰性徴候
- 感覚障害
- 眼球運動障害
- 膀胱-直腸障害
- 下肢冷感，しびれ感など

- 身体可動性障害
- 言語的コミュニケーション障害
- 嚥下障害
- 非効果的呼吸パターン
- 身体可動性障害

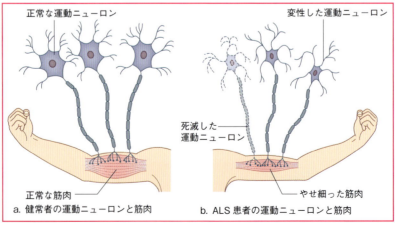

a. 健常者の運動ニューロンと筋肉
b. ALS患者の運動ニューロンと筋肉

正常な運動ニューロン／変性した運動ニューロン／死滅した運動ニューロン／正常な筋肉／やせ細った筋肉

■ 健常者とALS患者の運動ニューロンと筋肉の比較

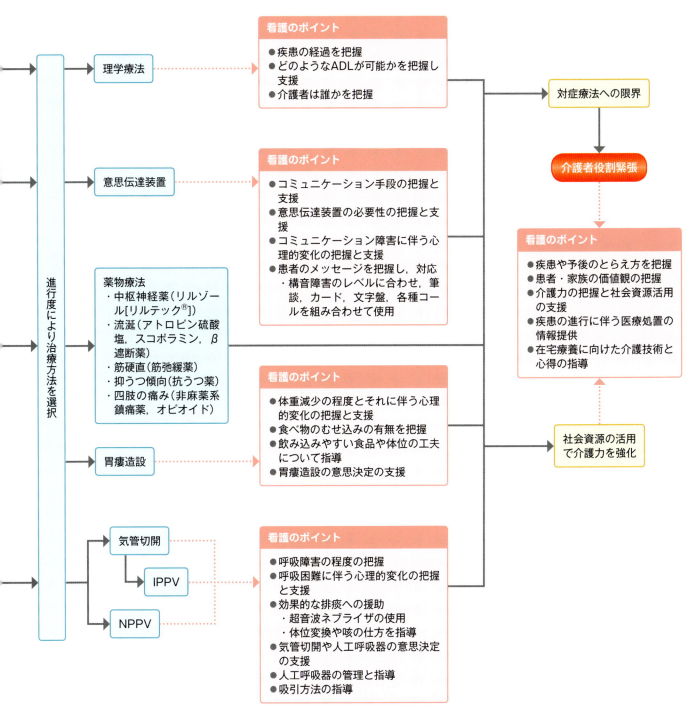

44 てんかん(患児)

てんかんの発症まで
- 内因性・外因性要因による大脳ニューロンの過剰興奮
- 2～3歳頃が好発時期

発症・急性期
- 前駆症状から発作に発展する.
- 意識障害や痙攣が出現するため呼吸や身体の安全確保が重要となる.

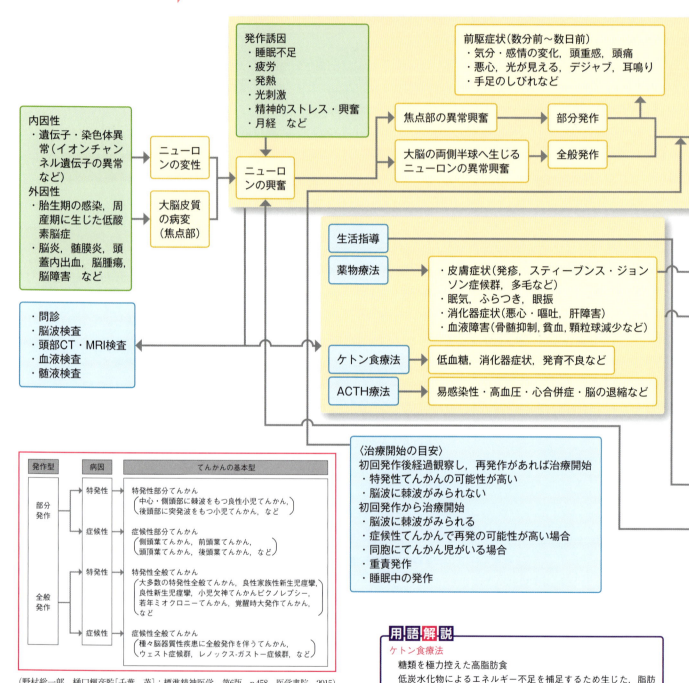

■ 発作型と病因からみたてんかんの国際分類の骨子
(野村総一郎, 樋口輝彦監[千葉 茂]:標準精神医学, 第6版, p.458, 医学書院, 2015)

用語解説

ケトン食療法
　糖類を極力控えた高脂肪食
　低炭水化物によるエネルギー不足を補足するため生じた, 脂肪分解によるケトン体がてんかん治療に効果があるとされる.

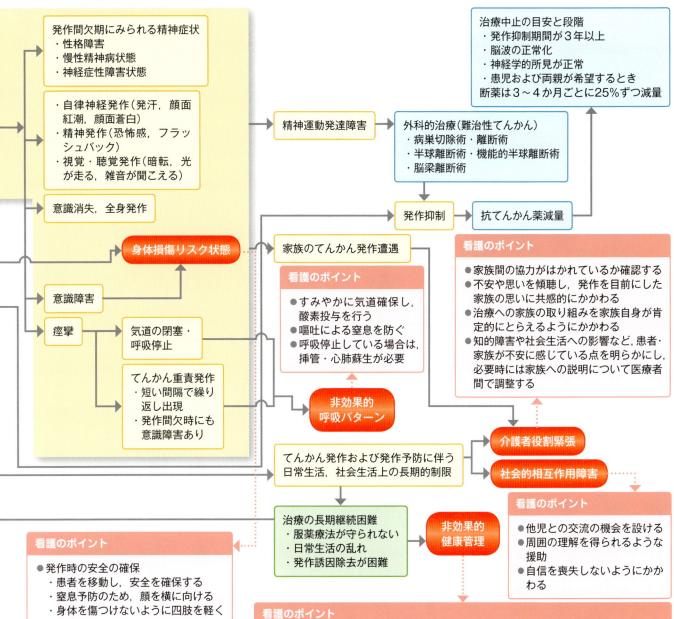

45 認知症

認知症の発症まで
◆認知症とは，一度正常に発達した知能が，一般的には慢性あるいは進行性に低下し，記憶や見当識，思考や判断に関する認知能力が障害され，日常生活や社会生活に障害が生じた状態をいう．

発症～初期
◆原因疾患にともない，認知機能が低下して発症
◆物忘れはあるが，日常生活に大きな障害はみられない．

脳変性疾患
- アルツハイマー病
- 前頭側頭型認知症（ピック病）
- レビー小体病
- パーキンソン病

脳血管障害
- 脳出血（脳内出血，クモ膜下出血など）
- 脳梗塞（多発性ラクナ梗塞，ビンスワンガー病など）
- 脳血流の低下（高度の血圧低下，内頸動脈閉塞症など）

その他
- 内分泌疾患（甲状腺機能低下症，高カルシウム血症など）
- 感染性疾患（神経梅毒，狂牛病など）
- 物質中毒（アルコール，水銀など）
- 薬剤の副作用（睡眠薬，抗不安薬など）
- 脳腫瘍
- 慢性硬膜下血腫
- 正常圧水頭症

- 問診（現病歴，既往歴，生活背景，病前性格など）
- 臨床検査（血液検査，CT, MRI, SPECTなど）
- スクリーニングテスト（改訂長谷川式知能評価スケール[HDS-R]，MMSEなど）
- 重症度評価（柄澤式「老人知能の臨床的判定基準」，FASTなど）

看護のポイント
- 基本的欲求の充足
- 生活リズムの調整
- 信頼関係の構築
- コミュニケーションやスキンシップをはかる
- 受容的態度（注意や強制はしない）
- 執着している気持ちを他のものに逸らす
- リハビリテーションケア（ADL・IADLの維持）
- 適度な刺激（寝たきりにしない）
- 事故防止（転倒，異食など）
- 家族の精神的援助

認知症発症

中核症状
- 記憶障害（短期・長期）
- 見当識障害（時間，場所，人）
- 認知障害（失語・失行・失認・実行機能障害）
- 意欲の障害
- 人格の障害

- 抗認知症薬（塩酸ドネペジル[アリセプト®]）など
- 脳循環・代謝改善薬
- 漢方薬

物忘れの自覚

用語解説
バリデーション療法
アメリカのソーシャルワーカーが開発した認知症の人の「経験や感情を認め，共感し力づける」治療法で，わが国でも注目されている．

■ **認知症の種類と特徴**

		アルツハイマー型認知症	脳血管性認知症
病態		・発症メカニズムは不明 ・脳の全般的な萎縮，老人斑（アミロイド沈着），神経原線維の変化が見られる	・脳血管障害が原因 ・局所的病変は少なく，多発性のものが多い
発症・経過		徐々に発症し，悪化する	急激に発症し，動揺性・段階性に悪化する
認知症の性質		全般性認知症	まだら認知症
症状	人格	早期より崩壊	比較的よく保たれる
	神経症状	なし	あり（知覚障害，麻痺，膀胱障害など）
	その他	多幸感，無関心	初期より高次脳機能障害あり 感情失禁を伴いやすい
既往歴		とくになし	高血圧，心疾患，糖尿病など

■ **認知機能と生活機能**

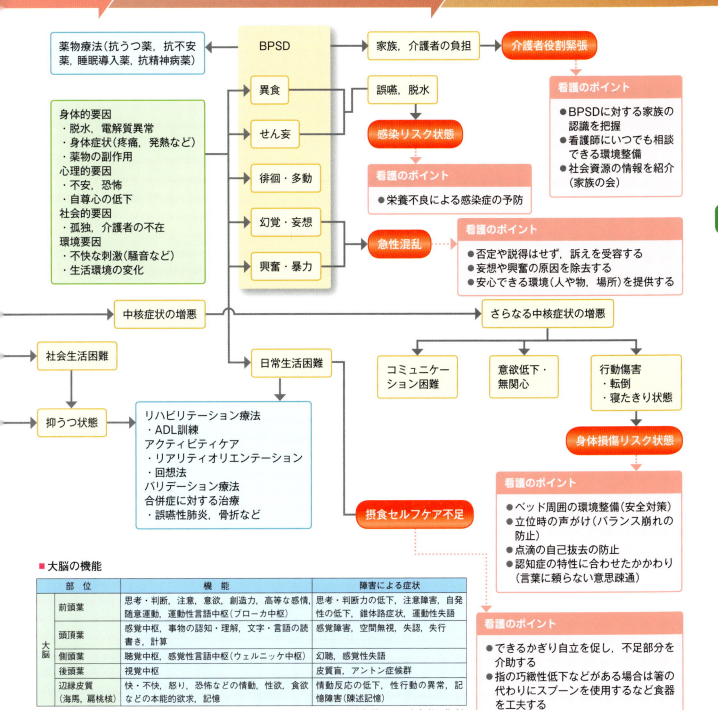

46 脊髄損傷

脊髄損傷の発症
- 外傷による脊椎の骨折や脱臼などの傷害により，脊髄が損傷を受けた状態
- 損傷の程度により麻痺などの神経障害が起こる．

急性期
- 自律神経障害による重篤な合併症による生命の危機状態

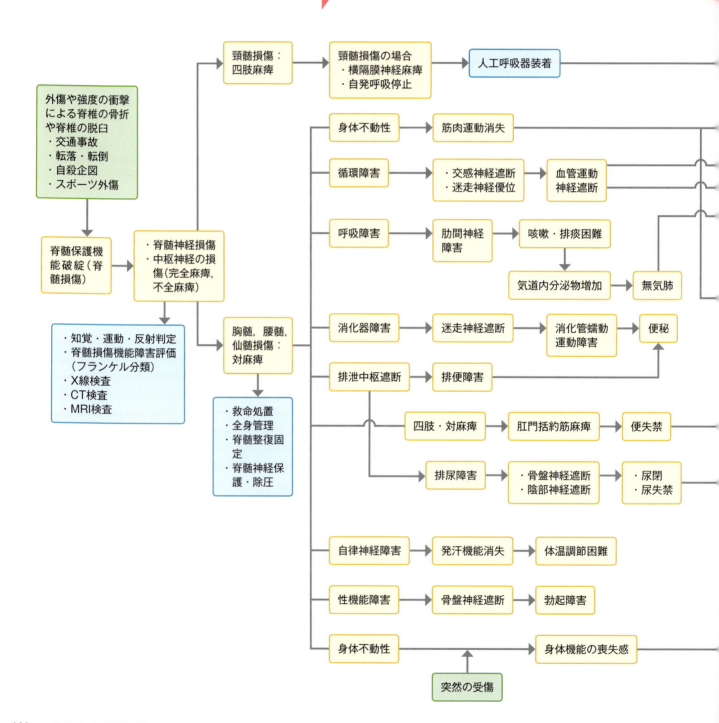

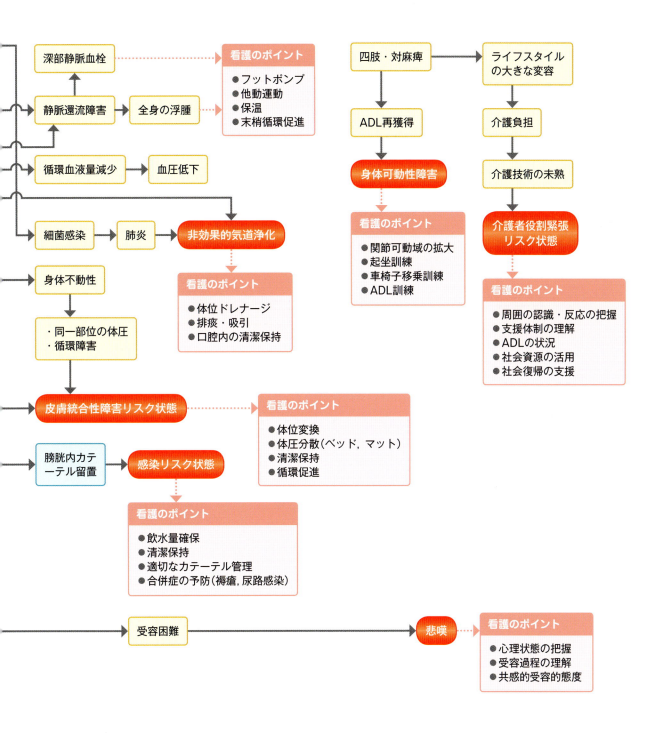

47 腰椎椎間板ヘルニア

腰椎椎間板ヘルニアの発症まで
◆腰椎椎間板ヘルニアとは，加齢に伴い脱水，線維化を起こし変性した椎間板が外部からの圧力により断裂し，髄核が突出して後方の神経を圧迫して症状を呈する症候群

発症
◆突出した髄核が，腰部から下肢を支配する神経を圧迫し，腰痛や下肢の疼痛，しびれなどを引き起こす．

急性期
◆腰椎神経が圧迫され種種の症状を

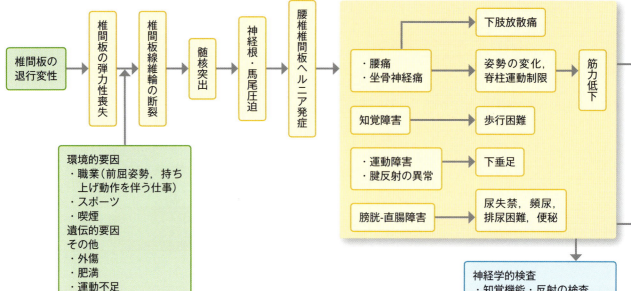

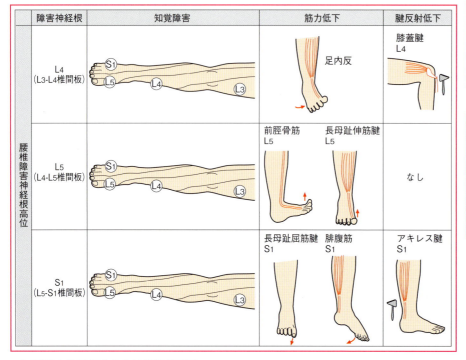

■腰椎障害神経根高位と神経学的所見

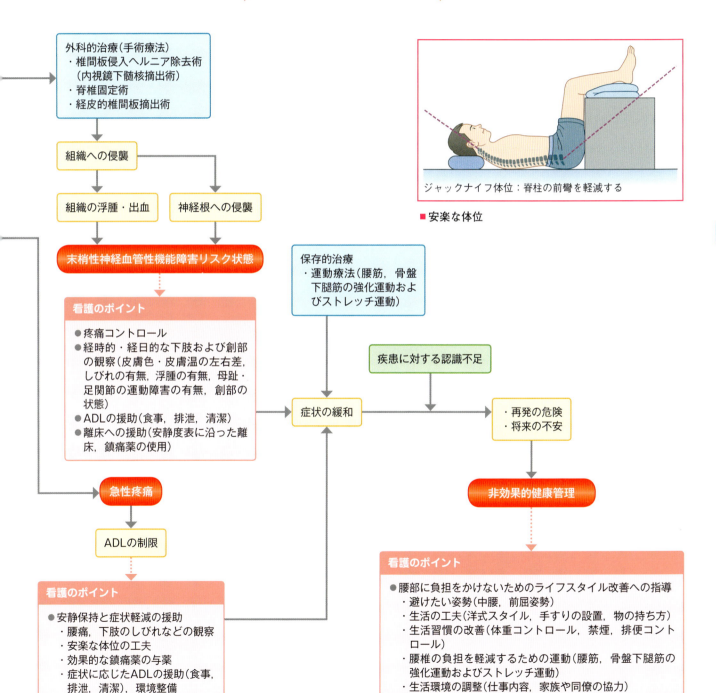

48 変形性関節症

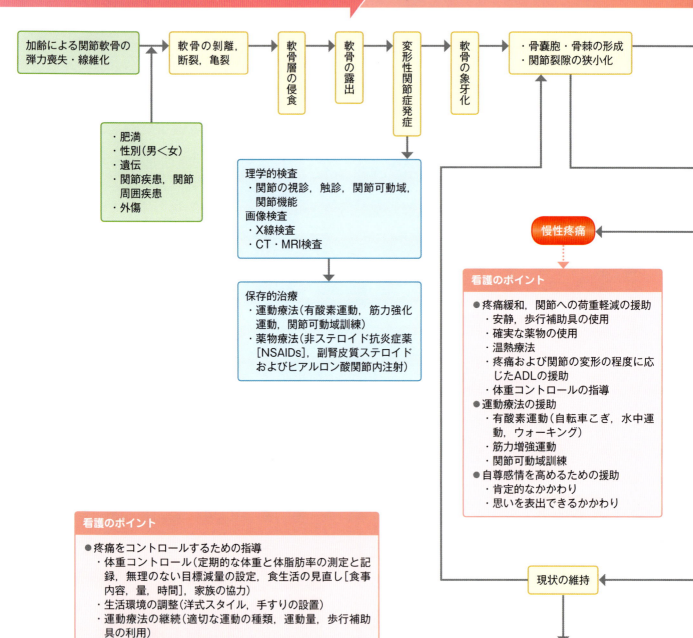

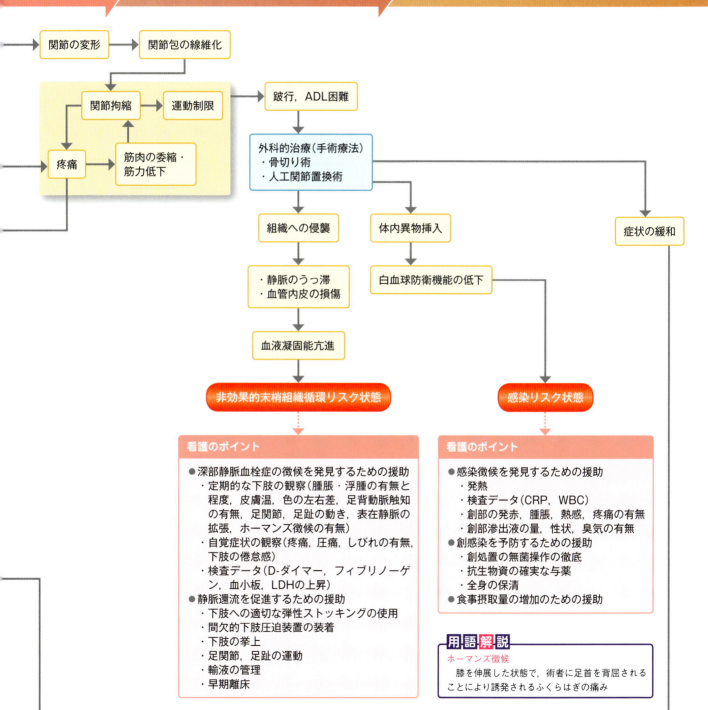

49 先天性股関節脱臼（患児）

先天性股関節脱臼の発症
◆股関節が関節包内で脱臼した状態である．
◆胎内性の一次因子と周産期の二次因子と生後の環境因子により，先天性股関節脱臼は進行する．

進行期
◆乳児期の股関節は7～8か月で形態が安定する．先天性股関節脱臼が乳児期までに発見

原因
・先天的素因（遺伝説，女性ホルモン，靭帯の関節包の弛緩）
・後天的素因（育児習慣）
増悪因子
・分娩時に膝伸展位，骨盤位分娩児
・出生後，下肢の自由な動きを妨げるおむつの当て方，下肢を固定しない抱き方

→

〈新生児期〉
・クリック徴候
〈乳幼児期〉
・開排制限，大腿内側のしわの左右差，脚長差（アリス徴候）
〈幼児，年長児期〉
・トレンデンブルグ徴候

→

誘発試験（クリックテスト）
・オルトラーニ法
・バーロー法
画像検査
・超音波検査
・股関節X線検査
・股関節造影検査

→ 保存的治療

→ 外科的治療（手術療法）
・大腿骨骨切除骨盤骨切除（6歳以降）

用語解説

新生児期の病態
①クリック徴候
　患児を仰臥位とし，開排位で大腿骨頭を脱臼させたり整復させたりする際，「コキ」というクリック音を触知する．

乳幼児期の病態
①開排制限，大腿内側のしわの左右差
　患児を仰臥位とし，両側の股関節を検者の両手で同様の強さで屈曲，外転すると患側股関節では開排制限がみられる．患側の動きは固く，股関節の肢位異常もみられる．また，大腿内側のしわの左右差や臀部の形の異常もみられる．
②脚長差（アリス徴候）
　患児を仰臥位とし，両側の股関節を検者の両手で屈曲すると膝頭の高さに左右差が生じて大腿部での脚長差（患側が低い）が存在する．

幼児，年長児の病態
①トレンデンブルグ徴候
　患児を片側で起立させた場合，反対側の臀部が落ちる．下肢で起立させると出現．股関節の外転筋の機能不全を示す．

リューメンビューゲル法（RB法）
　パブリックバンドを装着し，両肩より紐をつけ，ズボン吊りのように両下肢を90°に屈曲，90°外転するように吊り上げておく方法．生後3か月～6か月に適用

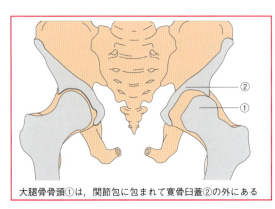

大腿骨骨頭①は，関節包に包まれて寛骨臼蓋②の外にある

■ 先天性股関節脱臼の病態

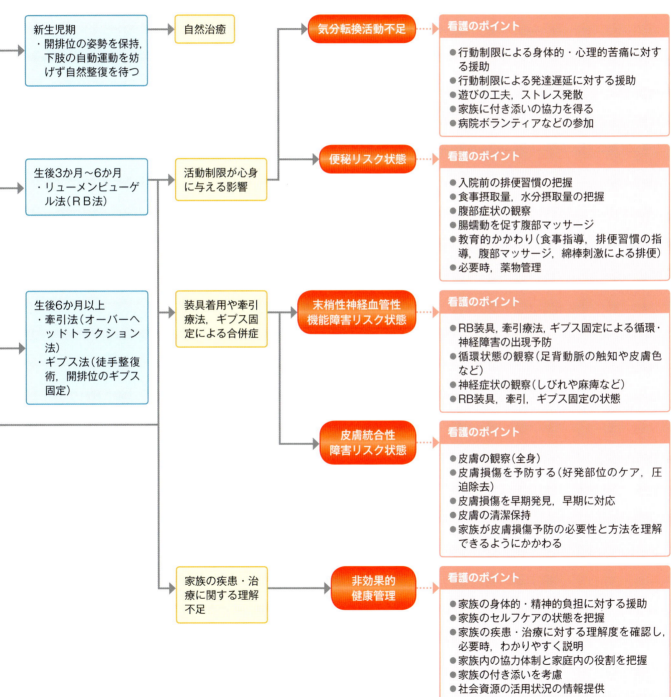

50 大腿骨頸部/転子部骨折

大腿骨頸部/転子部骨折の発症
◆高齢化が進み，筋力低下や骨粗鬆症などに伴い，転倒して大腿骨頸部骨折を発症する患者が増加している．
◆高齢者は，心肺機能，消化機能，中枢神経系に障害を有する例が多いため，受傷後の長期臥床はこれらを増悪させ，廃用症候群となり，呼吸器感染症を併発し，死に至る可能性も高い．したがって，保存的治療の適応は少なく，外科的治療を適用すること

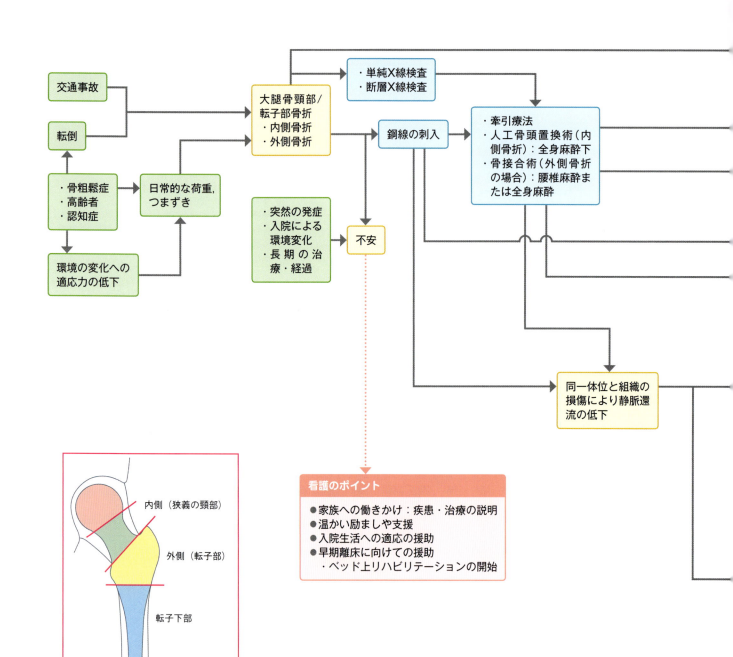

■大腿骨頸部の分類

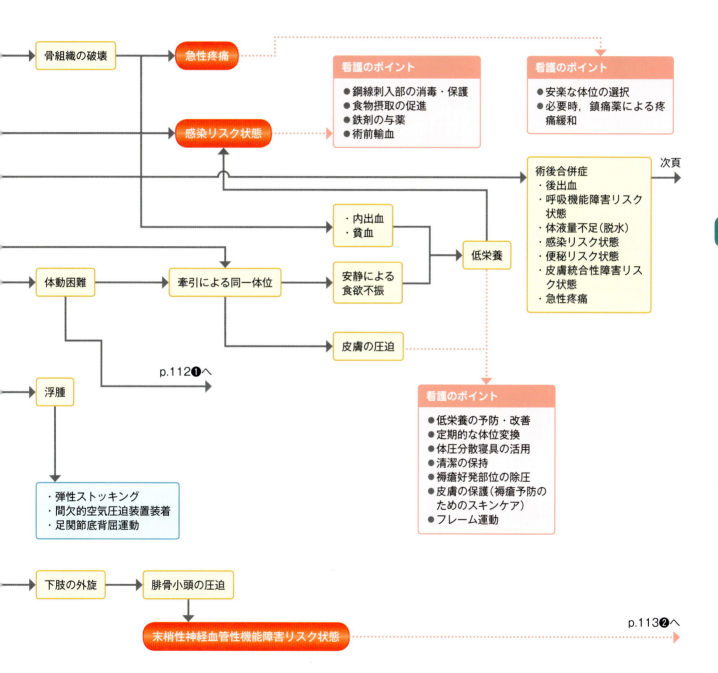

回復期

◆ 治療後，骨癒合するまでにおおよそ3か月かかり，自立して歩行を獲得するまでの期間が長い．患者の回復力に応じて，最大の歩行能力が得られるように，退院後の生活スタイルの確認を行い，リハビリテーションの到達目標を設定し支援する．

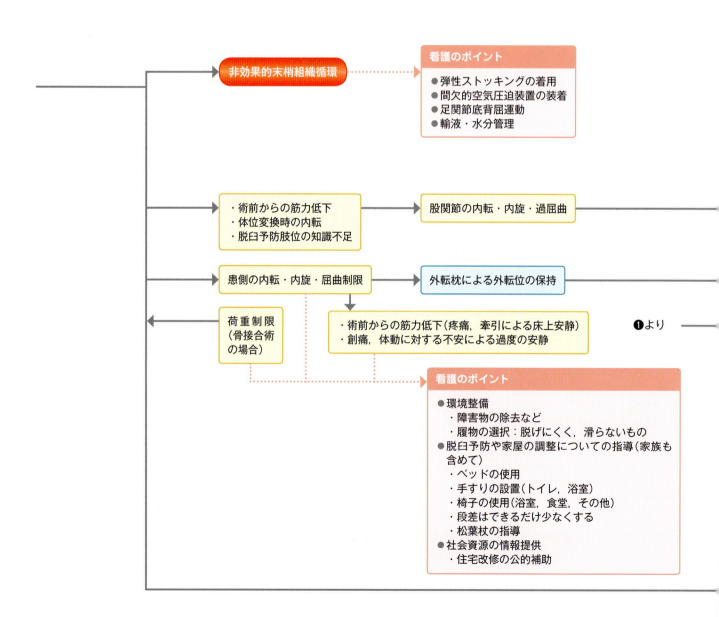

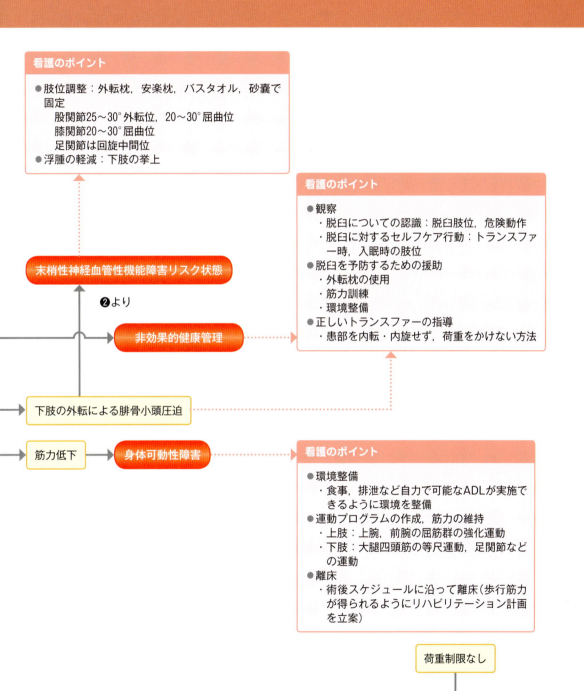

51 骨粗鬆症

骨粗鬆症の発症まで
◆加齢による女性ホルモンの低下や，食生活によるカルシウムなどの不足により骨量が低下している状態
◆閉経後の女性に多い．

発症
◆骨量が減少し，骨皮質も薄く，骨梁もまばらになった状態．骨強度が低下し，骨折の危険性が増加した状態
◆無症状で経過することも多い．

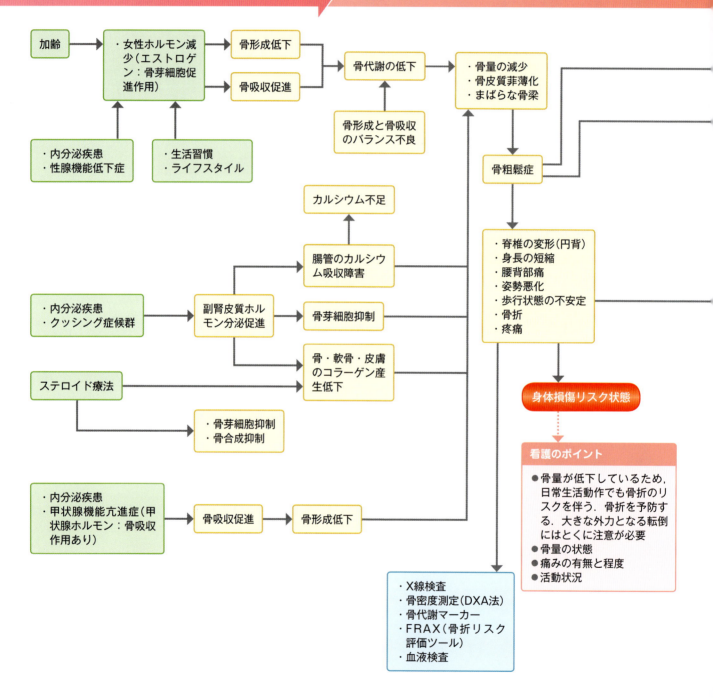

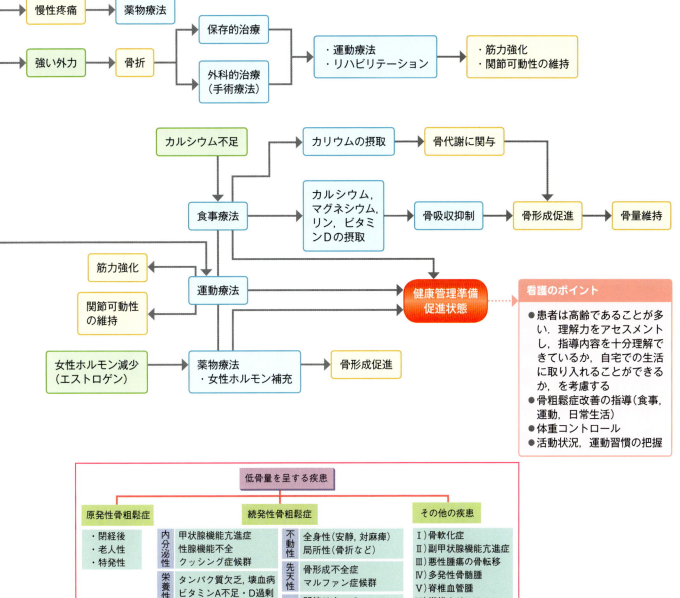

■ 原発性骨粗鬆症と続発性骨粗鬆症の分類

52 慢性腎臓病

慢性腎臓病の発症
◆慢性腎疾患が徐々に進行したり，急性腎不全が長引き，腎臓による体液の量・質的恒常性が維持できなくなって発症
◆早期発見，進行予防が重要となる．

進行期
◆慢性腎臓病により徐々に腎機能が低下すると，透析導入になる前にCVD

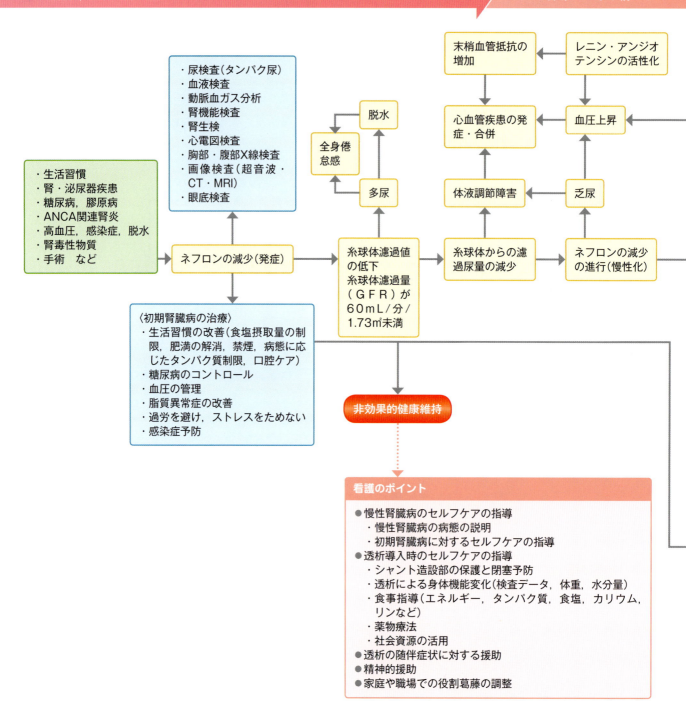

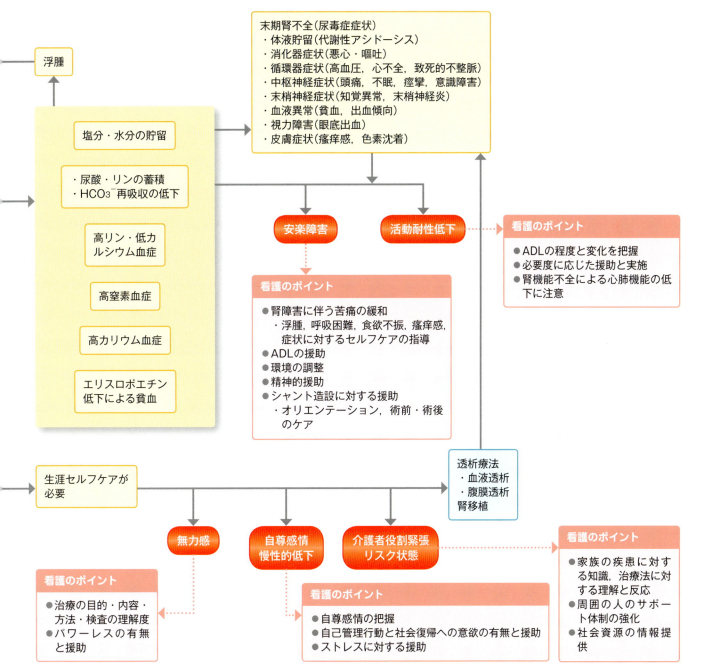

53 急性糸球体腎炎

急性糸球体腎炎の発症まで
- ◆急性糸球体腎炎症候群の代表的疾患
- ◆起因菌による感染後，急性糸球体腎炎を発症

発症
- ◆先行感染より発症までは10日〜2週間
- ◆急性に発症する血尿，タンパク尿，高血圧，糸球体濾過量の低下，ナトリウムと水分の貯留を主徴とする．

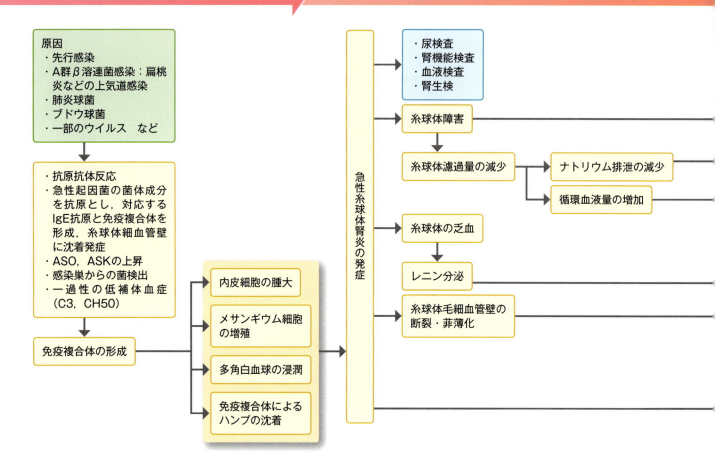

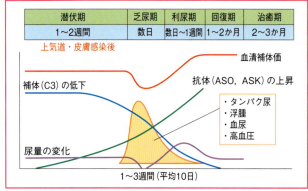

（黒川　清ほか編［小山哲夫ほか］：内科学 5分冊版．第2版，p.1513，文光堂，2003を参考に作図）

■ 急性糸球体腎炎の経過

看護のポイント
- ●臨床症状の有無と程度，検査データ
- ●合併症の徴候
- ●体重測定，水分出納のチェック
- ●食事療法への援助
- ●安静保持への援助
- ●症状緩和への援助

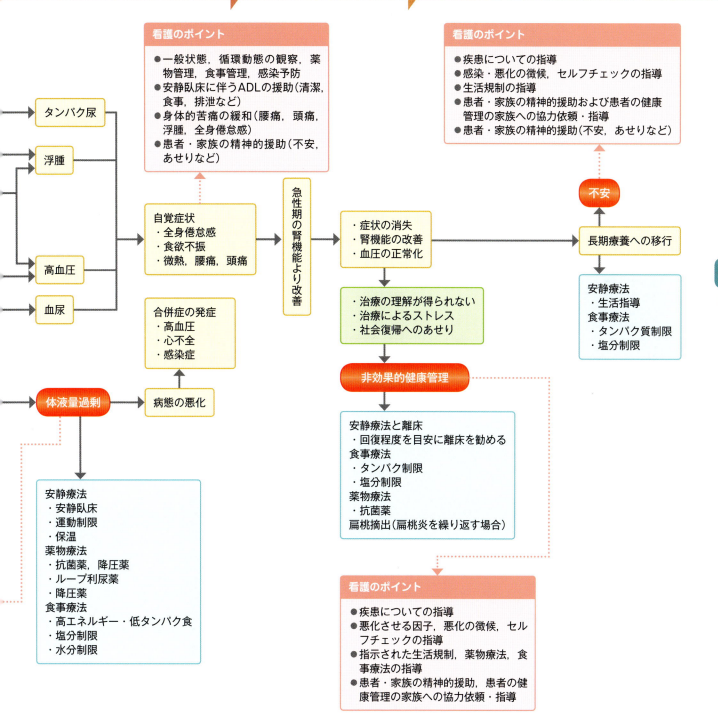

54 ネフローゼ症候群(患児)

ネフローゼ症候群の発症まで	発症	急性期
◆ネフローゼ症候群とは,糸球体基底膜の障害により大量のタンパク尿と,それに起因する低タンパク血症(低アルブミン血症),浮腫,脂質異常症を生じた腎疾患群である.	◆微小変化型の約80%が再発・増悪・寛解を繰り返し,長期の健康管理を要する.	◆低タンパク血症による循環血液量の減少,間質組織への体液移

原発性(一次性):腎糸球体の障害によるもの
・微小変化群(原因不明)
・膜性腎症(Ⅲ型アレルギー)
・巣状糸球体硬化症(原因不明)
・膜性増殖性糸球体腎炎(免疫複合体が糸球体に沈着)

続発性(二次性)
・全身性疾患に伴う腎障害(糖尿病性腎症,ループス腎炎,アミロイド腎症,紫斑病性腎炎)
・膠原病
・感染症
・悪性腫瘍(臓器固形がん,白血病,多発性骨髄腫,リンパ腫)
・心疾患(感染性心内膜炎,うっ血性心不全)
・薬剤

→ 糸球体基底膜の透過性亢進 → 糸球体でのタンパク質の漏出(発症) → 低タンパク血症

→ 血漿膠質浸透圧の低下 → 間質組織への体液移動 → 循環血液量の減少(血管内脱水) → レニン・アルドステロン系刺激 抗利尿ホルモン分泌

→ 全身性浮腫
・眼瞼,顔面,下肢,陰部

・血液検査
・尿検査
・腎生検
・胸部・腹部X線検査
・CT検査
・超音波検査

→ 体内コレステロールの処理不十分 → 脂質異常症

→ フィブリノゲン上昇 → 血栓症

看護のポイント
●バイタルサインの測定
●体重・腹囲の測定
●浮腫の部位・程度の観察
　・顔面,眼瞼,手背・足背部,脛骨前面,陰部
●尿量・性状の観察,水分出納
●水分制限・食事摂取への援助
●保温

■ 成人ネフローゼ症候群の診断基準

1. タンパク尿:3.5g/日以上が持続する
　(随時尿においてタンパク尿/尿クレアチニン比が3.5g/gCr以上の場合もこれに準ずる)
2. 低アルブミン血症:血清アルブミン値3.0g/dL以下
　血清総タンパク量6.0g/dL
3. 以下も参考になる
4. 浮腫
　脂質異常症(高LDLコレステロール血症)

注:
1)上記の尿タンパク量,低アルブミン血症(低タンパク血症)の両所見を認めることが本症候群の診断の必須条件である
2)浮腫は本症候群の必須条件ではないが,重要な所見である
3)脂質異常症は本症候群の必須条件ではない
4)卵円形脂肪体は本症候群の参考となる

(平成22年度厚生労働省難治性疾患対策進行性腎障害に関する調査研究班)

| 原因・誘因 | 検査・治療 | 病態・臨床症状 | 看護ケア | 看護診断（看護上の問題） |

回復期
◆利尿期で，少しずつADL機能を取り戻す時期

慢性期
◆症状が消失し寛解期となる．再発を繰り返しやすいため，服薬や感染予防などの健康管理（セルフケア）の継続が重要である．

動により浮腫を主とした多くの症状を呈する時期

- 腎尿細管での水・ナトリウムの再吸収亢進
- 腎血流量の低下
- 尿量減少（乏尿）
- ・ネフローゼ
- ・急性腎不全
- ショック

- ・浮腫
- ・胸水
- ・腹水

- ・全身倦怠感
- ・腹部膨満感
- ・呼吸困難

安楽障害

- ・腸管浮腫
- ・下痢
- ・腹痛

- 免疫グロブリンの低下
- 感染症

感染リスク状態

副腎皮質ステロイドの副作用
【軽症】
・座瘡様発疹，多毛症，満月様顔貌（ムーンフェイス）
・食欲亢進，体重増加
・皮下出血，紫斑
・にきび，多尿，多汗
・低カリウム血症，月経異常
【重症】
・感染症，消化性潰瘍
・糖尿病，骨粗鬆症，白内障，緑内障
・無菌性骨頭壊死，血圧上昇
・血栓症，動脈硬化
・副腎不全
【離脱症候群】
・食欲不振，発熱，頭痛
・筋肉痛，全身倦怠感
・情動不安

- ・安静療法，保温
- ・食事療法（塩分制限，水分制限，高エネルギー食，低タンパク食）
- ・薬物療法（副腎皮質ステロイド，利尿薬，抗血小板薬，抗凝固薬，免疫抑制剤）
- ・血液浄化療法

- ・筋力低下
- ・運動障害

非効果的健康管理

看護のポイント
- 安静療法，食事療法，薬物療法の指導
- 尿の性状や量の観察
- 水分出納，体重測定の記録
- 手洗い，保清，感冒予防などの感染予防策の実施
- 関節拘縮，筋力低下予防の運動実施
- 規則的な生活習慣への指導

看護のポイント
- 感染徴候の早期発見
- 手洗い，含嗽，保清への援助
- 皮膚損傷を生じないように，衣服，環境の調整
- スキンケア
- 薬物管理
- 必要時，面会制限，個室隔離

看護のポイント
- 安楽な体位，着衣の工夫
- ADLの援助
- 情報提供による不安の緩和
- 面会や外観の変化が目立たない服装などへの配慮
- 遊びや学習への援助
  ・院内学級やレクリエーションへの参加

看護のポイント
- 自動・他動運動の実施・指導
- 水分・体重管理
- 薬物管理
- 弾性ストッキング・包帯の着用

54 ネフローゼ症候群

55 尿路結石症

尿路結石症の発症まで
◆尿路結石症とは，腎臓から尿道に至る尿路に結石ができる疾患である．

発症
◆結石の存在部位により，腎結石，尿管結石を上部尿路結石，膀胱結石，尿道結石を下部尿路結石と分類する．
◆95％以上が上部尿路結石である．

- 水分摂取不足
- 過剰摂取による食事性要因（動物性タンパク質，アルコール，カルシウム，シュウ酸）
- 代謝異常（高尿酸尿症，副甲状腺機能亢進症，高カルシウム尿症，シスチン尿症，糖尿病）
- 尿流停滞（前立腺肥大，神経因性膀胱，長期臥床，尿細管の異常）
- 尿路感染

→ 結石成分（カルシウム，尿酸，シュウ酸，シスチンなど）の尿中濃度が過飽和状態
→ 結晶析出
→ 結石形成 → 尿路結石症発症

結石の種類
- シュウ酸カルシウム結石
- リン酸カルシウム結石
- 尿酸結石
- リン酸マグネシウムアンモニウム結石
- シスチン結石

尿路閉塞 → 腎盂内圧上昇 → 水腎症

尿路の粘膜損傷 → 血尿

結石の自然排出（5mm以下の結石）

- X線検査
- 排泄性尿路造影検査
- 逆行性腎盂造影検査
- 超音波検査
- CT検査
- 尿検査
- 血液生化学検査

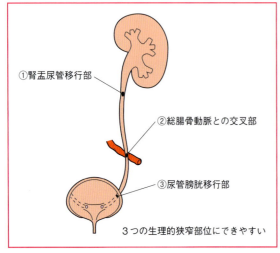

① 腎盂尿管移行部
② 総腸骨動脈との交叉部
③ 尿管膀胱移行部

3つの生理的狭窄部位にできやすい

■ 結石の好発部位

看護のポイント
- 排尿状態の観察
  ・残尿感，排尿時痛，排尿困難，頻尿など
- 血尿の有無の観察・指導
- 排石の有無の観察・指導
- 症状出現時の安静への援助
- 水分摂取の奨励・指導
- 適度な運動の奨励・指導
- 排石を促すための体位についての指導
  ・患側を上にする
- 症状緩和のための与薬
- 輸液の管理

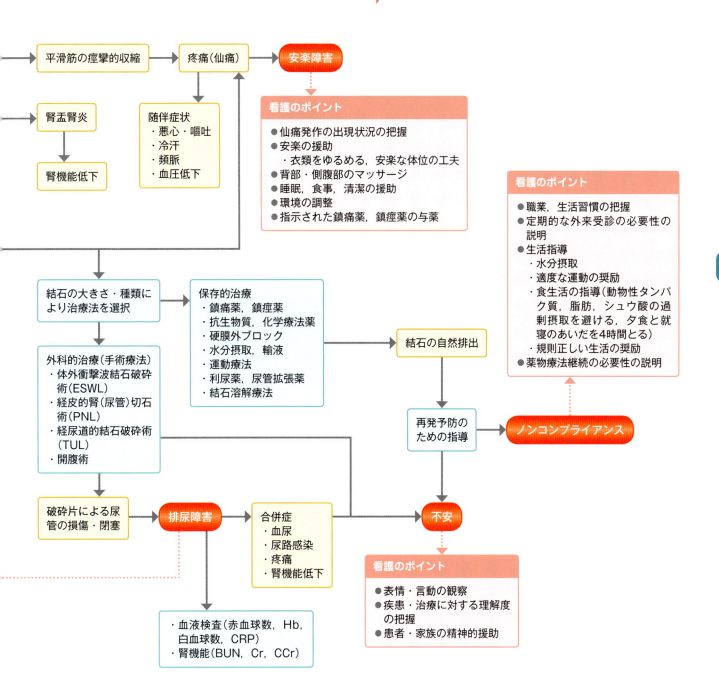

56 膀胱がん

膀胱がんの発症まで	発症	急性期
◆膀胱がんは，膀胱の内腔を覆っている移行上皮とよばれる上皮細胞から発生する悪性腫瘍である．	◆腫瘍は粘膜上皮に発生し，粘膜下，筋層へと浸潤する． ◆症状は，血尿，膀胱刺激症状がみられ，尿管口の閉塞による尿閉，水腎症を呈することもある．	◆腫瘍の深達度により治療法が選択される．

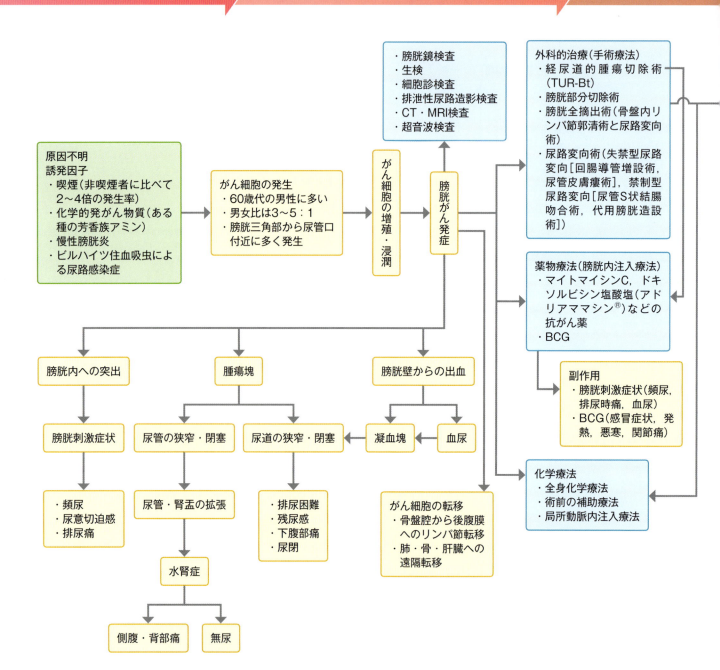

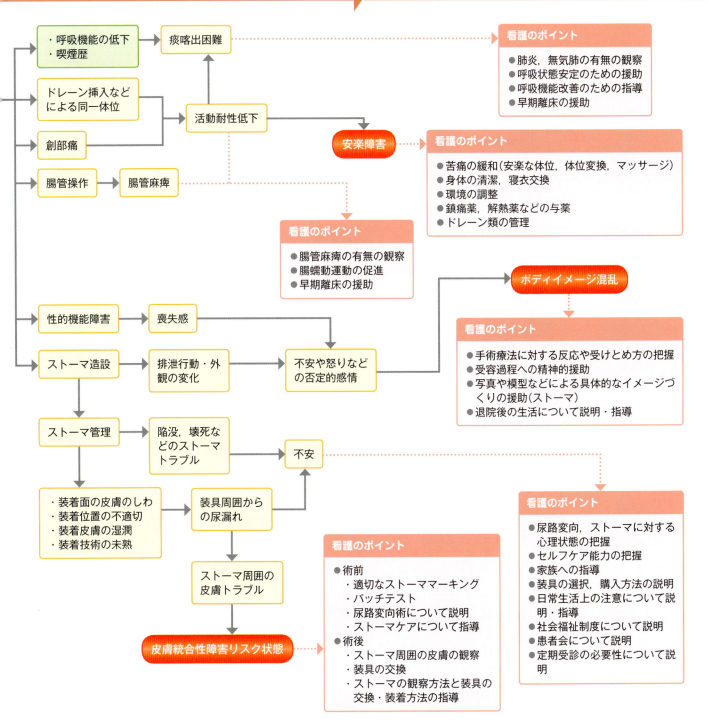

57 前立腺がん

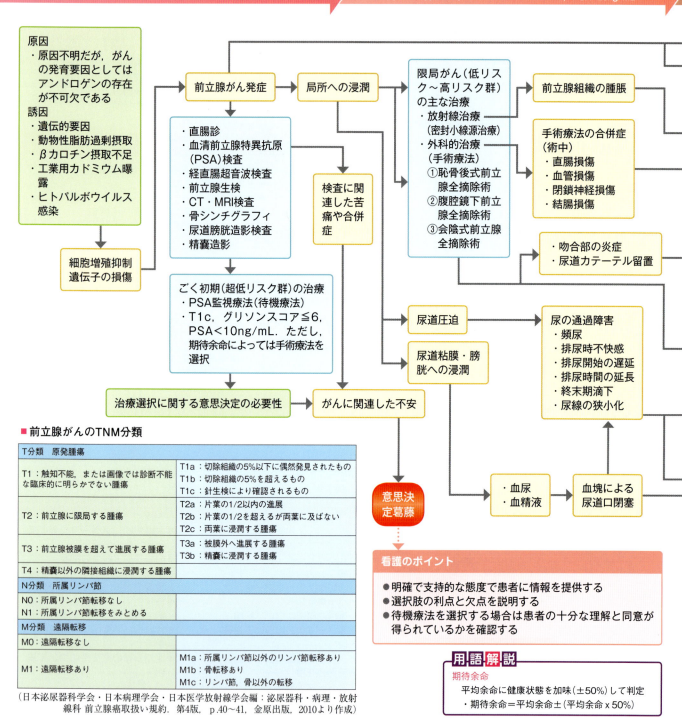

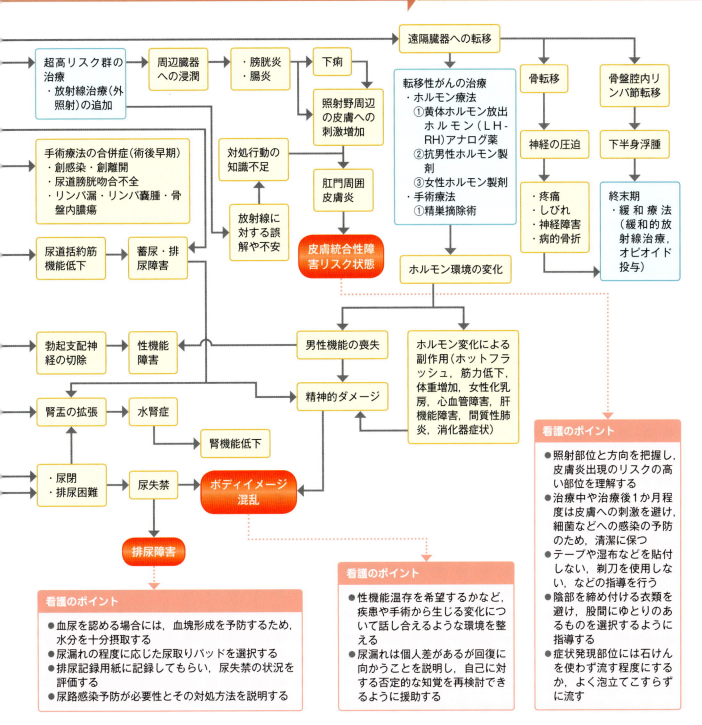

58 子宮がん

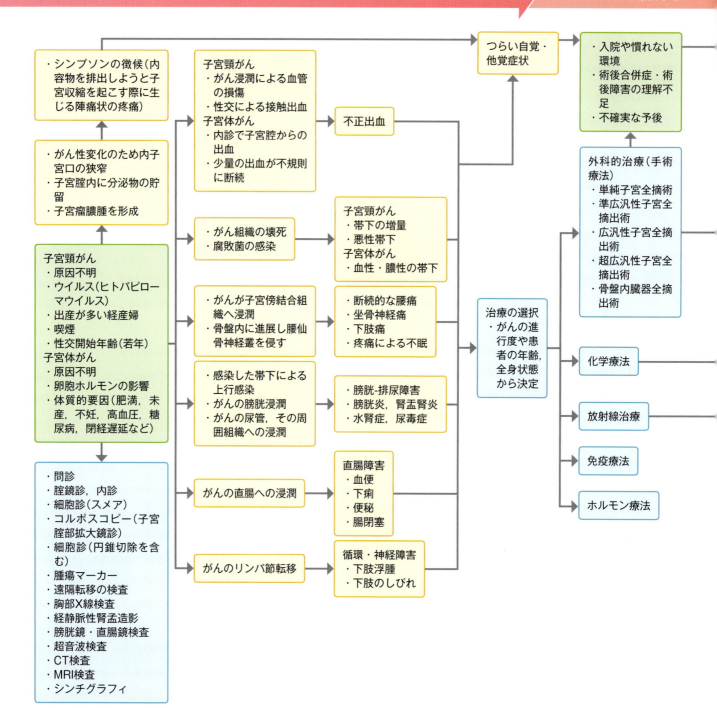

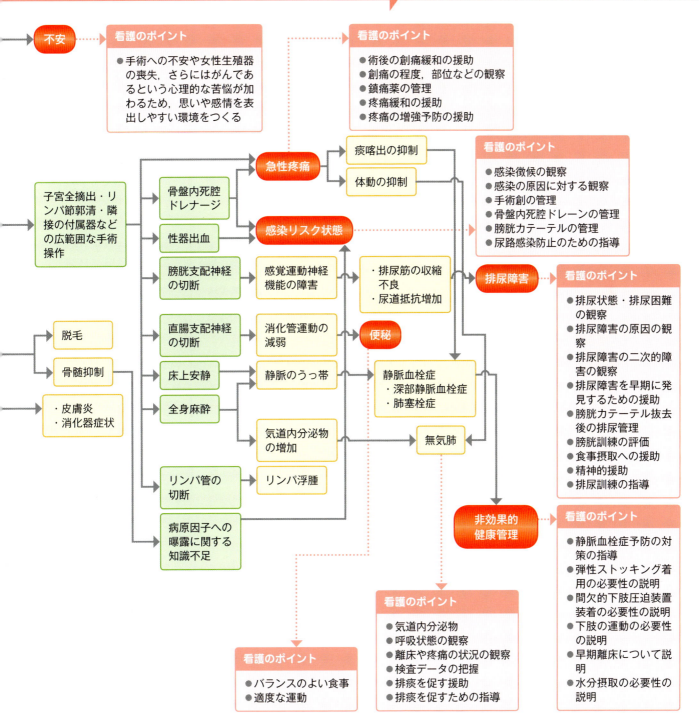

59 子宮筋腫

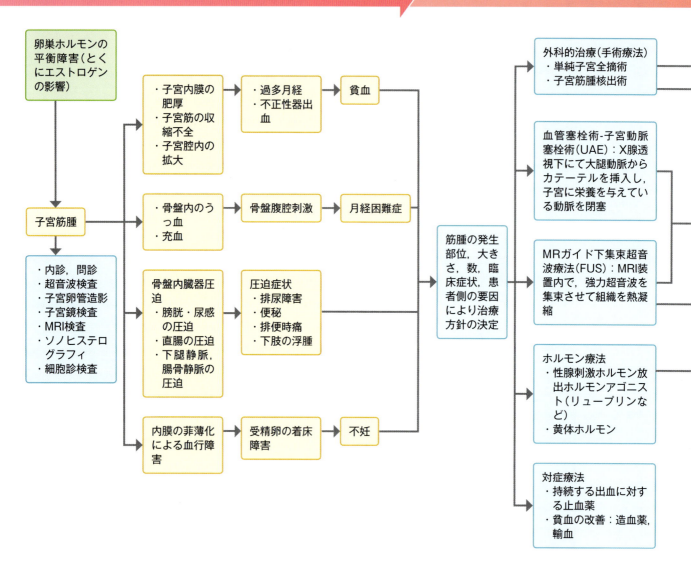

用語解説

ソノヒステログラフィ

　子宮腔内に生理食塩液を注入し，経腟超音波で観察する方法である．通常の経腟超音波検査では，子宮腔が閉じているため，粘膜下筋腫など子宮内の筋腫は確認しにくい．

　しかし，この検査方法では生理食塩液によって子宮が膨らむため，内腔にある粘膜下筋腫の存在部位が明確に確認できる．

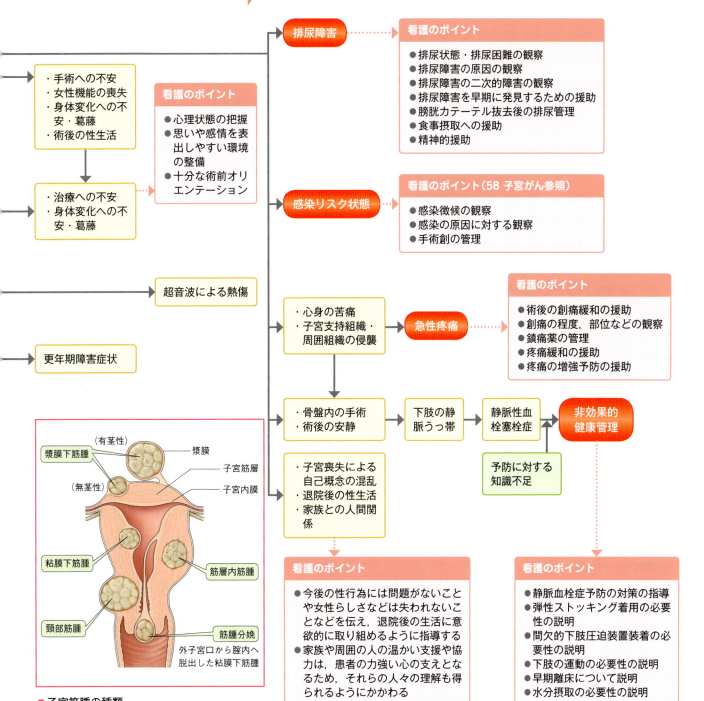

60 乳がん

乳がんの発症まで
◆乳がんは乳腺の悪性腫瘍で，乳管や小葉の上皮細胞から発生する．

急性期
◆非浸潤がん，がんの大きさが3cm以内，腋窩リンパ節転移の乳がんは手術が適応である．
◆乳がんではほとんどの場合，手術療法，放射線治療，化学療法を併用する．

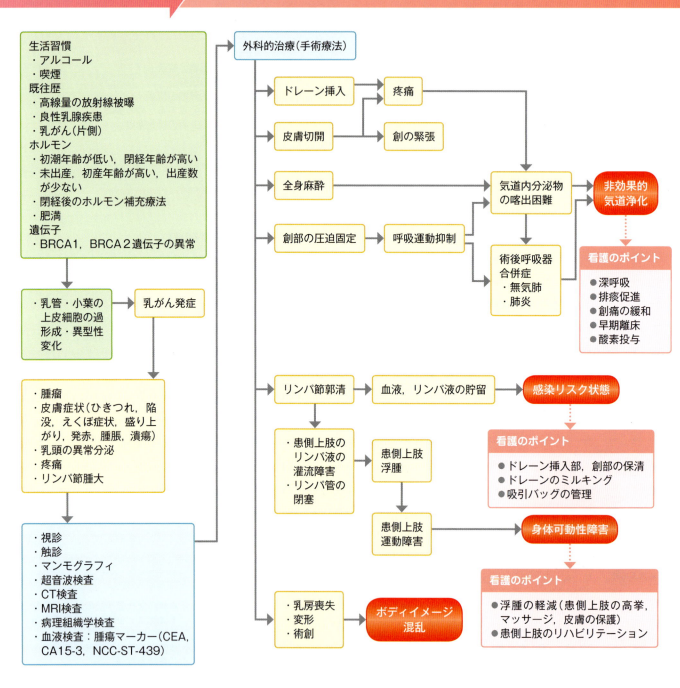

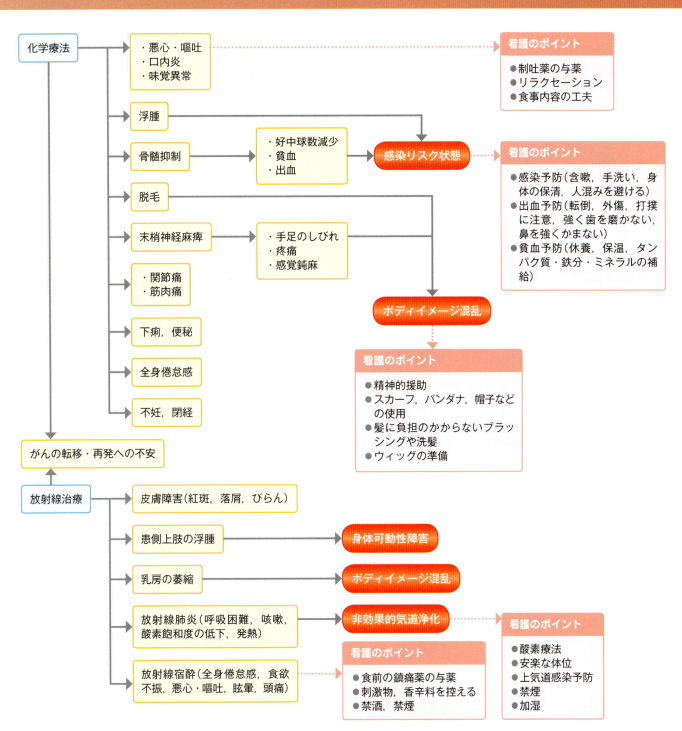

61 卵巣がん

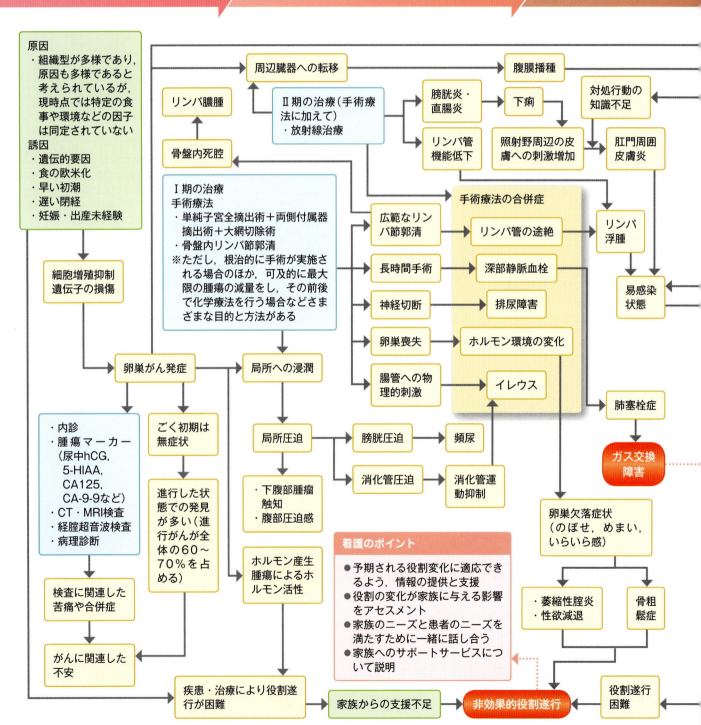

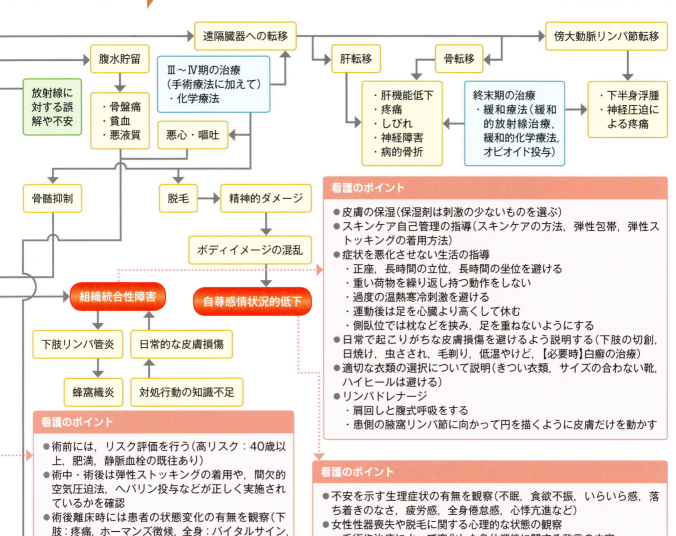

62 関節リウマチ

関節リウマチの発症まで	発症	急性期
◆多発性関節炎を主徴とする原因不明の進行性炎症性疾患 ◆関節滑膜の炎症により，関節痛，関節腫脹が出現 ◆男女比1：3〜4で，30〜50歳代の女性に多い．	◆関節痛，全身倦怠感，疲労感などの自覚	◆全身症状（全身倦怠感，疲労感，脱力感など）の自覚

[発症要因]
・30〜50歳代の女性に多い
・ストレス
・ホルモン
・感染
・薬剤
・寒冷，気候

→ 遺伝的素因 →

関節リウマチ発症
・自己抗体の産生
・リウマトイド因子陽性
・抗核抗体の産生
・IgG抗体の産生

↓
関節痛，全身倦怠感，疲労感など

[検査]
関節リウマチ分類基準
（ACR/EULAR新分類基準）
血液検査
・血清リウマトイド因子（RF），抗シトルリンペプチド（CCP）抗体，C反応性タンパク（CRP），赤血球沈降速度（ESR）など
関節液検査
骨・関節X線検査
滑膜生検

[治療]
基礎療法（安静，食事，運動）
薬物療法
・抗リウマチ薬，生物学的製剤，免疫抑制薬など
血漿交換療法
外科的治療（手術療法）
・人工関節置換術，関節固定術，関節形成術など
リハビリテーション
・リウマチ体操
・ADL訓練　など

・免疫複合体の生成
・炎症物質の生成

↓

炎症に伴う関節障害（滑膜細胞の増殖，肥厚，過形成）

用語解説

DAS（disease activity score）28
　関節リウマチの評価基準の1つ．両肩関節，両肘関節，両手首関節，両膝関節と，両手指の第1関節・第2関節を合計した28か所の関節の腫脹や疼痛，患者自身の自己評価，血液検査のC反応性タンパクや赤血球沈降速度をスコア化してリウマチの活動性を評価する．3.2以下を低活動性，3.3〜5.0を中活動性，5.1以上を高活動性とする．臨床的に寛解状態とされるのは2.6以下であるため，治療でも2.6以下を目指す．

CDAI（clinical disease activity index）
　CDAI=圧痛関節数（28 関節）+腫脹関節数（28 関節）+患者による全般的評価（0〜10cm のVAS）+ 医師による全般的評価（0〜10cm のVAS）

SDAI（simplified disease activity index）
　SDAI=圧痛関節数（28 関節）+腫脹関節数（28 関節）+患者による全般的評価（0〜10cm のVAS）+ 医師による全般的評価（0〜10cm のVAS）+C反応性タンパク（mg/dL）

VAS（visual analog scale）
　10cmの長さのスケール上で，0を体調がたいへんよい（症状なし），10を体調が非常に悪いとした場合，現在の症状がどのあたりになるかを患者自身や医師が示す，全般的評価法．

■ACR/EULAR新分類基準（2010）

A． 腫脹または圧痛関節数	
1個の大関節	0
2〜10個の大関節	1
1〜3個の小関節	2
4〜10個の小関節	3
11関節以上（少なくとも1つは小関節）	5
B． 血清学的検査	
RFと抗CCP抗体がともに陰性	0
RFと抗CCP抗体のいずれかが低値陽性	2
RFと抗CCP抗体のいずれかが高値陽性	3
C． 罹病期間	
6週間未満	0
6週間以上	1
D． 急性期反応	
CRPとESRがともに正常値	0
CRPかESRが異常値	1

※スコアの合計が6点以上ならば，関節リウマチと分類される

(Aletaha D, et al：2010 Rheumatoid arthritis classification criteria：an American College of Rheumatology/European League Against Rheumatism collaborative initiative. Arthritis Rheumatism, 62：37〜42, 2010より改変)

| 原因・誘因 | 検査・治療 | 病態・臨床症状 | 看護ケア | **看護診断（看護上の問題）** |

[回復期]
- 症状増悪予防のための生活の再構築

[慢性期]
- 障害された関節機能の補完，代替
- ADL維持のためのリハビリテーション

- 局所症状（朝のこわばり，関節痛，関節腫脹など）の出現
- 関節破壊の阻止を目指した早期からの積極的な治療

看護のポイント
- 症状による苦痛の軽減
- 検査に伴う援助
- 治療の安全な実施と異常の早期発見
- 必要なADLの援助

看護のポイント
- ADL維持に向けた援助
- 生活再構築の援助
- 治療や症状の増悪予防に関するセルフケアの援助
- 障害された関節機能の補完，代替療法の提案
- 正しい姿勢の保持やリハビリテーションの指導

活動性の評価
・DAS28，CDAI，SDAIなど

炎症による関節外症状

安楽障害

全身症状（発熱，貧血，皮下結節，骨粗鬆症，肺線維症，血管炎，眼症状，アミロイドーシスなど）

非効果的健康管理

過度の安静

運動制限

局所症状（手指，手関節などの小関節の炎症，関節痛，関節腫脹，朝のこわばり感など）

関節周囲組織の炎症（靱帯，腱，骨）

・関節液検査
・骨・関節X線検査
・滑膜生検

関節の変形，脱臼，拘縮，軟骨の変形

・手指の腫脹（ソーセージ様指）
・手指の変形（尺側偏位，スワンネック変形，ボタンホール変形）
・下垂指，肘・肩の屈曲位拘縮
・外反母趾，三角状変形
・股関節の屈曲・拘縮，こわばり感

・再燃と寛解を繰り返す
・経過が長い

不安

介護者役割緊張

看護のポイント
- 疾患の長期化や予後，病状の進行に対する不安の軽減
- 治療選択に向けた意思決定の援助
- 療養生活の継続に伴う経済的負担の援助

看護のポイント
- 社会的役割遂行の援助
- 社会的孤立状態の軽減
- 関節の変形に伴い変化したボディイメージ受容の援助
- 家族の介護負担軽減の援助
- 家族の心理的安寧の援助

62 関節リウマチ

63 多発性筋炎・皮膚筋炎

多発性筋炎・皮膚筋炎の発症まで
◆多発性筋炎・皮膚筋炎とは，び慢性に横紋筋をおかす原因不明の炎症性疾患である．

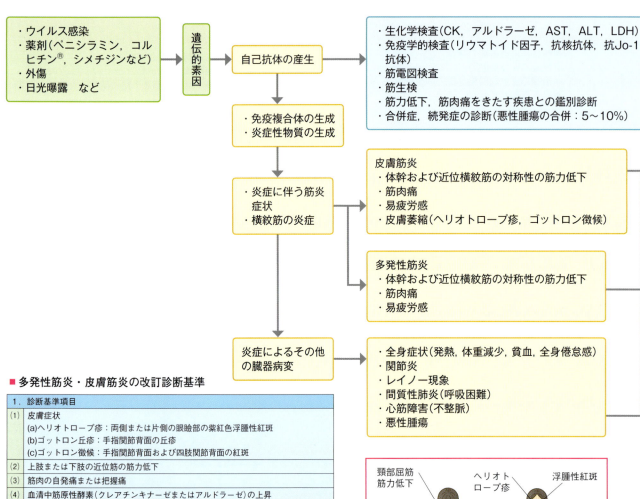

■ 多発性筋炎・皮膚筋炎の改訂診断基準

1. 診断基準項目
(1) 皮膚症状 (a)ヘリオトロープ疹：両側または片側の眼瞼部の紫紅色浮腫性紅斑 (b)ゴットロン丘疹：手指関節背面の丘疹 (c)ゴットロン徴候：手指関節背面および四肢関節背面の紅斑
(2) 上肢または下肢の近位筋の筋力低下
(3) 筋肉の自発痛または把握痛
(4) 血清中筋原性酵素(クレアチンキナーゼまたはアルドラーゼ)の上昇
(5) 筋炎を示す筋電図変化
(6) 骨破壊を伴わない関節炎または関節痛
(7) 全身性炎症所見(発熱，CRP上昇，または赤沈亢進)
(8) 抗アミノアシルtRNA合成酵素抗体(抗Jo-1抗体を含む)陽性
(9) 筋生検で筋炎の病理所見：筋線維の変性および細胞浸潤
2. 診断基準
皮膚筋炎：(1)の皮膚症状の(a)〜(c)の1項目以上を満たし，かつ経過中に(2)〜(9)の項目中4項目以上を満たすもの なお，皮膚症状のみで皮膚病理学的所見が皮膚筋炎に合致するものは無筋症性皮膚筋炎として皮膚筋炎に含む 多発性筋炎：(2)〜(9)の項目中4項目以上を満たすもの
3. 鑑別診断を要する疾態
感染による筋炎，薬剤誘発性ミオパチー，内分泌異常に基づくミオパチー，筋ジストロフィーその他の先天性筋疾患，湿疹・皮膚炎群を含むその他の皮膚疾患

(厚生労働省HPより，2015)

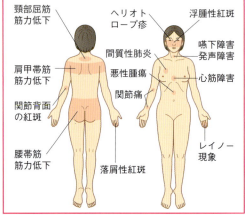

■ 多発性筋炎・皮膚筋炎の症状

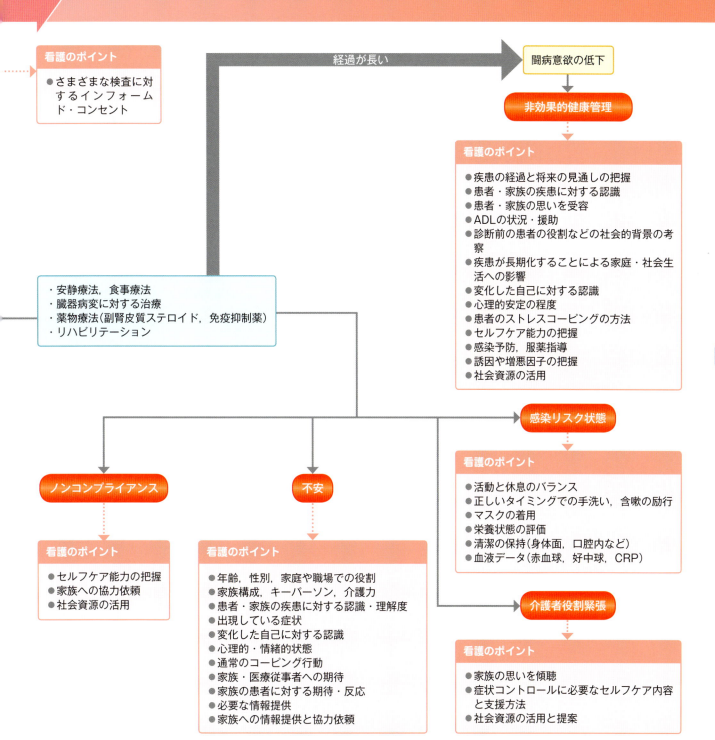

64 全身性エリテマトーデス

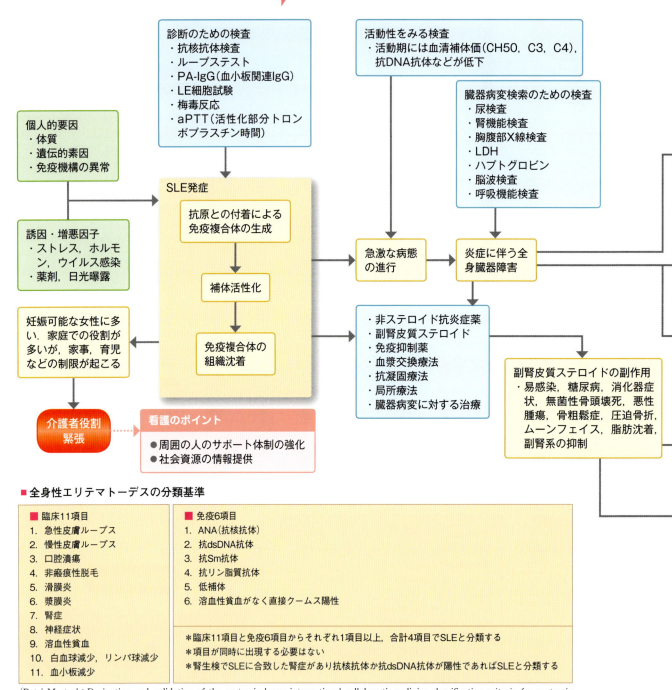

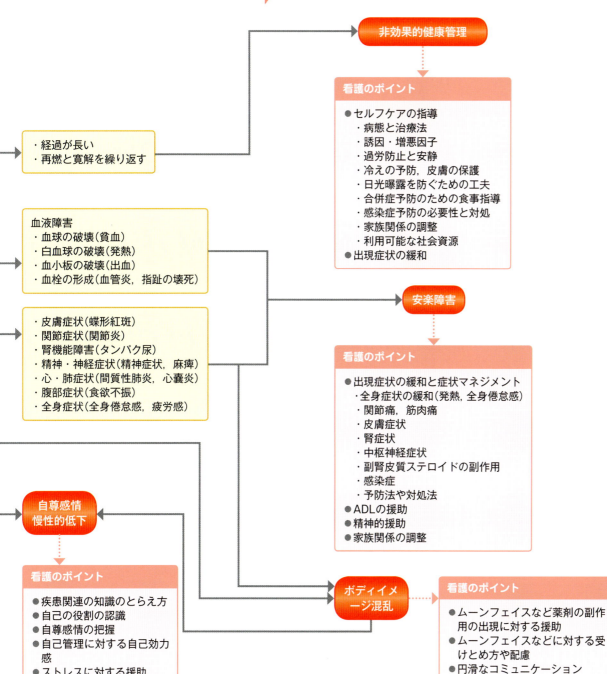

65 肺結核

肺結核の発症まで
- 肺結核とは，結核菌によって引き起こされる肺感染症である．
- 感染は肺結核患者からの飛沫感染（咳嗽，喀痰とともに飛散する結核菌）による．

発症・急性期
- 感染症であり，感染防止行動がとれる正しい知識の提供と支援が必要である．
- 慢性的な咳嗽，喀痰や微熱の継続などによる心身の

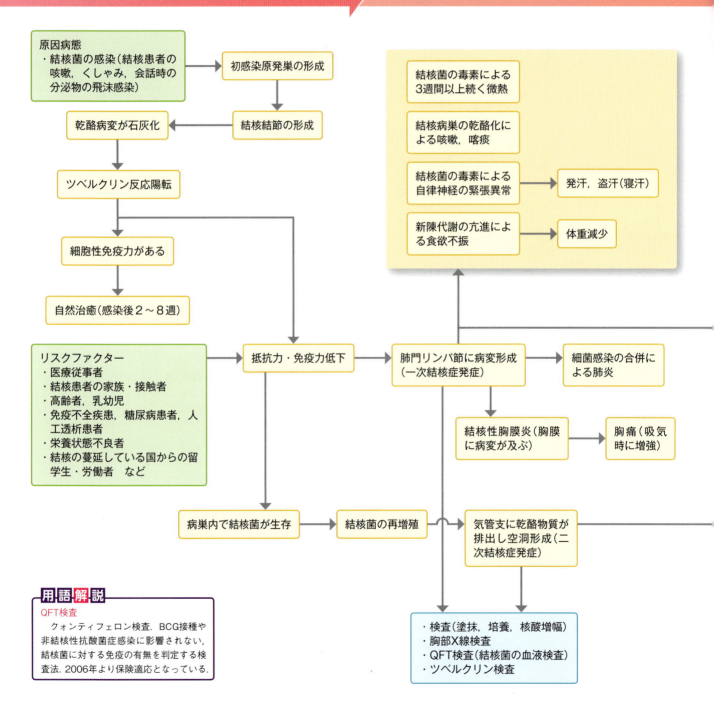

用語解説
QFT検査
クォンティフェロン検査．BCG接種や非結核性抗酸菌症感染に影響されない，結核菌に対する免疫の有無を判定する検査法．2006年より保険適応となっている．

凡例

- 原因・誘因
- 検査・治療
- 病態・臨床症状
- 看護ケア
- **看護診断(看護上の問題)**

苦痛の軽減 → **回復期**
◆抗結核薬服用に伴う副作用の出現の早期発見
◆抗結核薬服用の自己管理

看護のポイント
- 肺結核,治療に対する指導
- 隔離の必要性の指導
- 感染防止行動の指導

疾患・治療に対する知識不足 → **感染リスク状態**

抗結核薬の投与 → **非効果的健康管理**

抗結核薬の長期にわたる服用に伴う不安

看護のポイント
- 使用している抗結核薬の副作用の出現がないか観察
- 血液検査データの把握(肝機能)
- 薬物管理状況の観察
- 抗結核薬の継続与薬の必要性の指導
- 薬物療法についての理解
- 訴え,不安などの傾聴
- 患者に応じた薬物管理の指導
- 家族への協力依頼や指導

- ・空洞内で大量に増殖
- ・健常肺にも進展し重症化(乾酪性肺炎,結核性肺炎)

- ・気管・気管支結核
- ・喉頭結核

- 喀痰の嚥下による腸結核

- ・悪寒・戦慄,高熱,呼吸困難
- ・多量の膿性痰
- ・激しい咳,血痰,喀血

→ **安楽障害**

看護のポイント
- 症状の観察
- 症状の程度に応じたADLの援助
- 環境調整

■抗結核薬の種類と副作用

抗結核薬	形態	主な副作用
イソニアジド(INH)	白い小さな錠剤	肝障害,末梢神経炎,皮膚反応を伴う過敏症
リファンピシン(RFP)	カプセル	肝障害,胃腸障害,血小板減少による出血傾向
ピラジナミド(PZA)	粉薬	肝障害,関節痛,高尿酸血症
ストレプトマイシン硫酸塩(SM)	筋肉注射	平衡障害,聴力障害(耳鳴り),口の周辺のしびれ
塩酸エタンブトール(EB)	黄色い大きな錠剤	視力障害,末梢神経炎,皮疹

(公益財団法人結核予防会HPより,2015)

■肺結核の症状

無症状 全身症状	呼吸器の症状
・発熱	・咳嗽
・盗汗(寝汗)	・喀痰
・全身倦怠感	・血痰
・易疲労感	・喀血
・体重減少	・胸痛
・食欲不振	・呼吸困難
・不快感	肺外結核の症状
・衰弱感	・おかされる臓器により,その症状をきたす

*個々の症状には結核特有のものはないが,各症状の組み合わせが結核を示唆する

65 肺結核

66 帯状疱疹

帯状疱疹の発症まで
◆ 発熱，頭痛，肩こりなどの感冒様症状や皮膚のヒリヒリ感が前兆として出現する．
◆ 水痘・帯状疱疹ウイルスによって引き起こされる感染症の一種

急性期
◆ 片側の神経領域に沿って激しい疼痛や知覚異常を生じ，皮疹（水疱，紅斑）が出現する．

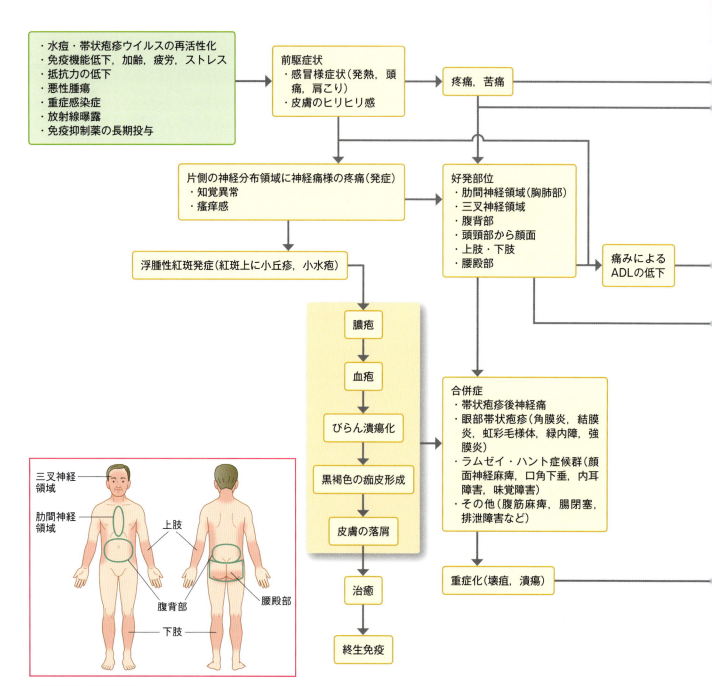

■ 帯状疱疹の好発部位

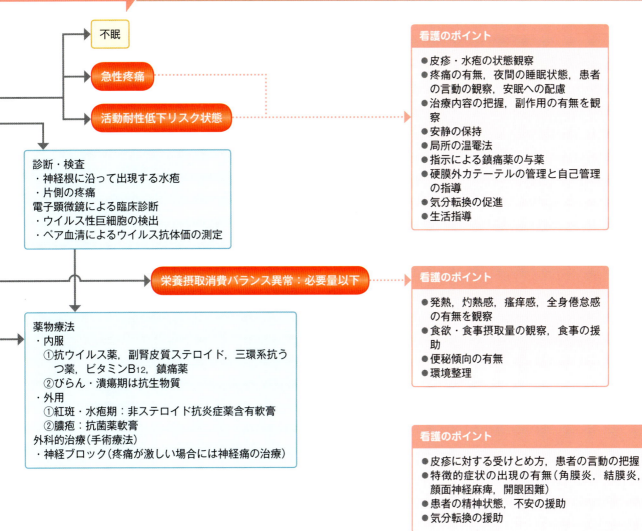

67 MRSA感染症

MRSA感染症の発症まで
- ◆易感染状態の患者に耐性菌が検出される．
- ◆抗菌薬の多用による黄色ブドウ球菌の多剤耐性化
- ◆スタンダードプリコーション（標準予防策）の破綻

急性期
- ◆MRSAが検出され，全身症状や局所症状を引き起こしている．

- メチシリン耐性黄色ブドウ球菌（MRSA：多剤耐性の常在菌）感染

- ・表層感染：皮膚軟組織感染症（創部，褥瘡，熱傷）など
- ・深部感染：敗血症，髄膜炎，肺炎，膿胸，腸炎など

- ・全身症状：発熱，全身倦怠感，脱力感，食欲不振，頭痛，下痢など
- ・局所症状：発赤，腫脹，熱感，疼痛，分泌物増加，尿混濁など

- ・各種培養検査（MRSA検出）
- ・血液検査（白血球数，CRP）
- ・胸部X線検査
- ・オキサシリン耐性

- ・保菌（MRSAが検出されても感染症状を呈さないもの）
- ・感染（MRSAが検出され感染症状を呈している患者）

- ・抗MRSA薬による治療
- ・基礎疾患の治療
- ・免疫能，栄養状態の改善

不安

看護のポイント
- ●不安緩和の援助
  - ・MRSA検出について患者・家族の反応
  - ・患者，家族の不安や疑問を傾聴
  - ・手指衛生の励行

人間の尊厳毀損リスク状態

看護のポイント
- ●感染予防対策を患者，家族に説明し同意を得る

---

1. 患者に触れる前：手指を介して伝播する病原微生物から患者を守るため
   ・握手，移動などの介助，入浴や清拭，体温測定など
2. 清潔・無菌操作の前：患者の体内に微生物が侵入することを防ぐため
   ・分泌物の吸引，損傷皮膚のケア，創部ドレッシング，点滴交換などの管理，食事，与薬など
3. 体液，分泌物などに触れたあと：患者の病原微生物から自分自身と医療環境を守るため
   ・分泌物の吸引，損傷皮膚のケア，創部ドレッシング，液状検体の採取および処理，ドレーンシステムの開設，排泄介助，おむつ交換，吐物などの処理など
4. 患者から離れるとき：患者の病原微生物から自分自身と医療環境を守るため
   ・移動などの介助，入浴や清拭，体温測定など
5. 患者周囲の環境に触れたあと：患者の病原微生物から自分自身と医療環境を守るため
   ・ベッドリネンの交換，点滴速度調節，患者が使用しているモニタや人工呼吸器，輸液ポンプなど，コントローラー，ベッド，床頭台，オーバーテーブル，ドアノブなど

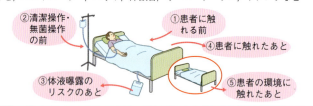

（WHO：WHO Guidelines on Hand Hygiene in Health Care 2008より作成）

■WHOが推奨する手指衛生を行う5つのタイミング

■主な看護処置に必要な手指衛生と防護用具

ケアの内容	手指衛生		防護用具			
	手洗い	手指消毒	ガウン，エプロン	手袋	マスク	ゴーグル
検温	○	○				
清拭	○	○				
陰部洗浄	○	○	○	○		
おむつ交換	○	○	○	○		
口腔ケア	○	○		○		
吸引	○	○		○	○	○
血糖測定	○	○		○		
採血	○	○		○		
排泄物の処理	○	○	○	○		
点滴交換		○				

※手洗い：石けんと流水による手指衛生　手指消毒：速乾性手指消毒薬による手指衛生
　点滴交換時の手指衛生は手洗いののち，手指消毒が必要

| 原因・誘因 | 検査・治療 | 病態・臨床症状 | 看護ケア | 看護診断（看護上の問題） |

慢性期
◆MRSAの感染により，原疾患の治療を脅かす．
◆スタンダードプリコーションに加え，接触感染対策が必要となる．

◆MRSAが検出されても症状は安定している（保菌）
◆スタンダードプリコーションに加え，接触感染対策が必要

易感染患者
・高齢者
・未熟児，新生児
・免疫不全状態
・抗生物質長期使用患者
・侵襲大・長時間手術患者
・気管挿管・長期呼吸管理患者
・広範囲熱傷・外傷患者
・各種カテーテル挿入患者　など

感染リスク状態

看護のポイント
●感染経路の遮断
　・手指衛生の徹底
　・感染源隔離の有無
　・防護用具の適正使用
　・無菌操作：創部，各種カテーテルの管理
　・清潔保持：口腔，陰部，皮膚
　・専用の体温計，聴診器，血圧計
　・使用器具の適切な消毒
　・リネン類の適切な管理
　・病室清掃の徹底
●感染症状への看護
　・感染症状の観察と異常の早期発見
　・疼痛，苦痛の緩和

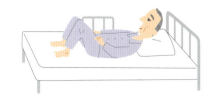

用語解説
MRSA陰性の確認
　MRSAへの対応解除は，各施設により異なる．たとえば，MRSAが検出された同一部位より，3回陰性の確認をする．
　同一部位での確認が困難な場合は，鼻腔粘膜または咽頭粘膜で3回陰性確認をする，など

非効果的抵抗力

看護のポイント
●MRSA拡散予防に理解を得る
●正しい手指衛生が実施できるように指導する
●日常生活上での注意事項を指導する

■ スポルディングの分類とその処理方法

器材の分類	器材(例)	処理分類	理論的根拠
クリティカル（高度リスク）分類 ・無菌の組織または血管系に挿入する	植え込み器材，外科用メス・針・その他手術用器材	滅菌：対象が耐熱性であれば加熱洗浄処理後，高圧蒸気滅菌．非耐熱性であれば，洗浄後，低温での滅菌処理	芽胞を含むあらゆる微生物で汚染された場合に感染の危険性が高いため，すべて滅菌しなければならない
セミクリティカル（中等度リスク）分類 ・粘膜に接触（歯科用を除く）	呼吸器回路，消化器内視鏡，喉頭鏡，気管内チューブ，その他同様の器材	高レベル消毒 ただし，対象器材が耐熱性であれば高圧蒸気滅菌も可能．非耐熱性であれば，低温での滅菌処理も可能	損傷していない正常粘膜は，細菌芽胞による感染には抵抗性があるが，結核菌やウイルスなど，その他の微生物に対しては感受性が高い
	体温計（粘膜に接触）	中レベル消毒 結核菌殺菌性とラベル表示のある病院用消毒薬	
ノンクリティカル（低度リスク）分類 ・粘膜に接触しない，創傷のない無傷の皮膚と接触する，あるいは全く皮膚と接触しない	便器，血圧測定用カフ，聴診器，テーブル上面など	低レベル消毒 結核菌殺菌性とラベル表示のない病院用消毒薬	無傷の皮膚は通常微生物に対して防御機構を有するため，無菌性は重要ではない

68 HIV感染症

HIV感染から発症まで
- HIV感染症とはHIV（ヒト免疫不全ウイルス）の感染によってさまざまな病態を呈する状態をいい，進行性の慢性疾患である．
- AIDSはHIV感染症の進行により免疫不全となっている状態

急性感染期
- 感染後1～3か月
- 感染から2～8週後に一部の感染者に急性症状出現
- 感染後，平均6～8週で血液中にHIV抗体検出

HIV感染者の多量のウイルスを含む体液（血液，精液，腟分泌液，母乳）が粘膜や皮膚の傷口から血中に侵入して感染

感染経路
- 性行為感染（異性間，同性間での性的接触）
- 血液媒介感染（注射の回し打ち，医療従事者の針刺し事故，HIV混入血液やその製剤の使用）
- 母子感染（経腟分娩における産道感染，経胎盤感染，母乳感染）

→ **HIV感染** →

急性感染期
- 一部にみられる急性症状は一過性の伝染性単核球症様あるいはインフルエンザ様症状
- 2～3週間続いて自然に消退

ウインドウ期（感染初期の検査結果が陽性にならない期間）やAC期にはHIVに感染していることに気づかず，他者に感染を拡大させてしまう危険性大

→ **感染リスク状態**

- スクリーニング抗体検査（ELISA法，PA法など）
- 抗体確認検査（ウエスタンブロット法，蛍光抗体法など）
- HIV病原検査（抗原検査，ウイルス分離）

診断確定後定期的に実施
- 血中CD4陽性T細胞数
- 血中HIV-RNA量
- 胸部X線検査（随時）
- 眼底検査（CD4陽性T細胞数≦200/μL）
- 頭部CT検査（1度は撮影しておく）

- HIV検査を受けることや，その結果を他者に知られたくないという感情
- AIDSという疾患へのおそれ

→ **社会的孤立**

看護のポイント
- プライバシーの保護
- 患者・家族の相談窓口の情報提供
- キーパーソンの把握
- AIDS拠点病院や協力病院，福祉助成制度，支援民間団体，カウンセラーなどの紹介

看護のポイント
- 血液，体液，分泌物が付着する可能性のあるものは患者専用
  - 歯ブラシ，タオル，カミソリ
- 血液や体液が付着したものは密閉容器に入れて破棄
- 血液が付着したタオル，シーツ類は消毒後に洗濯
- 出血時の創処置，汚染時の消毒を厳守
- 食器は洗剤を使用して洗う．出血のある場合は別にする
- 感染者同士でも性生活では，セーフティセックスを心がける
- 血液感染に対する予防に心がける
  - 注射針の使い回しなどの厳禁

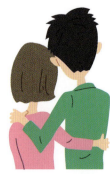

無症候キャリア期に，気づかないまま感染が拡大することがある

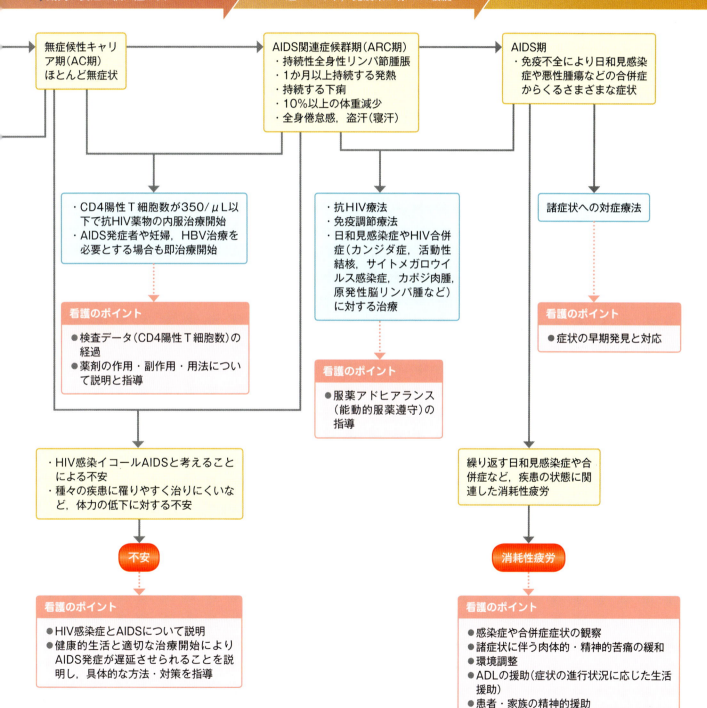

69 熱傷

熱傷の発症
◆熱傷とは，熱・放射線・化学物質・電気的な接触などによる皮膚および皮下組織の損傷を指す．一般的には「やけど」といわれる．

急性期
◆受傷後，循環動態の急激な変化のため，ショック状態の観察，輸液療法が重要である．その後は，再貯留による心肺合併症に注意する．

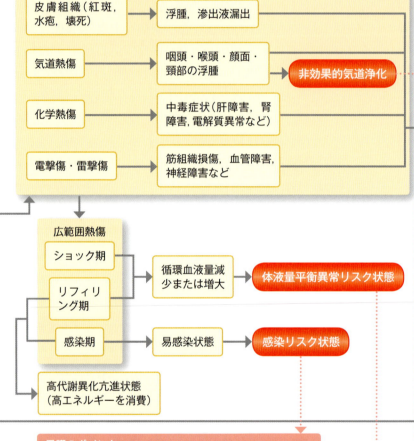

あらゆる外部熱源が原因となる
- 火炎（震災，爆発など）
- 高温の液体（やかんやポットの湯など）
- 高温の個体（ストーブ，アイロンなど：45°前後でも低温熱傷を起こす）
- 高温の気体（電気炊飯器やポットの蒸気）
- 放射線（紫外線の長時間曝露）
- 化学物質（強酸，強アルカリなど）
- 電流（家庭電源，落雷など）

↓

- 熱源による皮膚損傷と炎症反応
- 合併損傷（気道熱傷，急性一酸化炭素中毒，重篤な外傷など）
- 特殊な熱傷（化学熱傷や雷撃傷など）

↓

問診および観察項目
- 身長・体重，年齢，性別，職業
- 受傷した時間・原因・場所，受傷部位
- 受傷後の尿量・尿回数
- 応急処置の有無と方法，冷却処置の有無
- 受傷部位と面積，受傷深度の推定
- 合併損傷

検査および測定項目
- バイタルサイン，時間尿量
- 血液検査
- 尿検査
- 胸部X線検査，心電図検査，CT検査，気管支ファイバースコープ　など

用語解説
リフィリング期
　組織の浮腫液が血管内へ戻り，循環血液量が増す時期（ショック離脱期）

皮膚組織（紅斑，水疱，壊死）→浮腫，滲出液漏出

気道熱傷→咽頭・喉頭・顔面・頸部の浮腫→**非効果的気道浄化**

化学熱傷→中毒症状（肝障害，腎障害，電解質異常など）

電撃傷・雷撃傷→筋組織損傷，血管障害，神経障害など

広範囲熱傷
- ショック期
- リフィリング期 →循環血液量減少または増大→**体液量平衡異常リスク状態**
- 感染期→易感染状態→**感染リスク状態**

高代謝異化亢進状態（高エネルギーを消費）

看護のポイント
- 局所感染，敗血症などの徴候を早期に発見し対応
- 創面の状態を観察する．ドレッシング材などで被覆している場合でも，被覆部位と周囲の定期的な観察

看護のポイント
- 循環血液量減少または増大による影響はないか観察
- ショックや肺水腫などが起こらず，循環動態が安定する

看護のポイント
- 気道熱傷の程度が軽度の場合，呼吸状態をよく観察し，必要時，気道確保や気管挿管などの対応を行う
- 気道の開通性を確保でき，呼吸困難など呼吸器合併症発現の可能性を最小限にする

凡例

- 原因・誘因
- 検査・治療
- 病態・臨床症状
- 看護ケア
- 看護診断（看護上の問題）

感染期
◆免疫力の低下に伴い，創感染が全身感染症（肺炎，敗血症，多臓器不全など）に進展しやすい時期である．感染徴候，抵抗力の低下，栄養状態に注意する．

回復期
◆創状態の回復に伴い，肥厚性瘢痕，瘢痕拘縮，創傷潰瘍，色素沈着など身体機能と整容的な変化が生じてくる．心理的な支援を含めたリハビリテーションが必要である．

熱傷深度の診断
- Ⅰ度：紅斑，血管の拡張・充血
- Ⅱ度：水疱，血管壁の浸透圧亢進
- Ⅲ度：壊死，血管の破壊，血管内の血球破壊

受傷範囲の診断
- 9の法則（頭部9%，上肢9%，下肢9%×2，体幹前面9%×2，後面9%×2として計算．小児の場合，5の法則を用いる）
- ランド-ブラウダー（Lund-Browder）の法則（小児は頭部の割合が大きいことを勘案したもの）
- 手掌法（手掌をその人の体表面積の1%とする換算法）

重症度評価基準
- バーンインデックス（BI），熱傷予後指数（PBI），アルツ（Artz）の基準などを組み合わせて総合判定する

標準的な熱傷初期対応法
【一次評価と対応（primary survey）】
- 気道確保，呼吸管理
- 神経学的所見
- 脱衣と体温管理

【二次評価と対応（Secondary survey）】
- CT撮影，重症度評価，創処置，病歴の確認

初期の輸液療法
- 成人15%TBSA（熱傷面積が全体表面に占める割合），小児10%TBSA以上で初期輸液を実施
- 熱傷の必要輸液量は患者の体重をもとに計算

局所療法
- Ⅰ度熱傷：局所の冷却
- Ⅱ度熱傷：感染防止，創面の保護
- Ⅲ度熱傷：デブリードメント（創面切除），洗浄，植皮，減張切開

栄養管理
- 広範囲熱傷では，代謝異化亢進状態が続く．エネルギー投与がなされないと，創傷治癒遅延や感染，臓器不全に陥る可能性もある

治療施設および治療法の選択 / 重症度および病期の判定

- 呼吸管理
- 体温管理
- 循環管理
- 栄養管理
- 受傷部治療
  - 輸液療法
  - 局所療法
  - 外科的治療（手術療法）

→ 疼痛 → **急性疼痛**
→ 組織の再生 → 拘縮や肥厚痕跡 → **組織統合性障害**

栄養摂取消費バランス異常：必要量以下

看護のポイント
- 経腸栄養の場合は，高エネルギーかつ多量であるため下痢や嘔吐が生じやすいので，投与速度や方法を工夫する

看護のポイント
- 受傷直後から損傷部位，壊死組織の除去や創面のドレッシング材の交換時，組織の再生，拘縮や肥厚痕跡による疼痛が起こるので注意
- 身体的・精神的苦痛の軽減

看護のポイント
- バランスのとれた栄養摂取（栄養低下は補体の統合能力を弱める）
- 適切な創処置による創傷治癒の促進

69 熱傷

70 アトピー性皮膚炎（患児）

アトピー性皮膚炎の発症まで
◆個人の素因にいろいろな環境因子が組み合わさって発症する．
◆発症にかかわる素因は遺伝する傾向がみられ，患者の多くはアトピー素因をもつ．
◆アトピー性皮膚炎は，増悪・寛解を繰り返す瘙痒のある湿疹を主病変とする．

急性期・慢性期
◆増悪・寛解を繰り返す疾患であり，乳児期に発症することが多く，加齢とともに

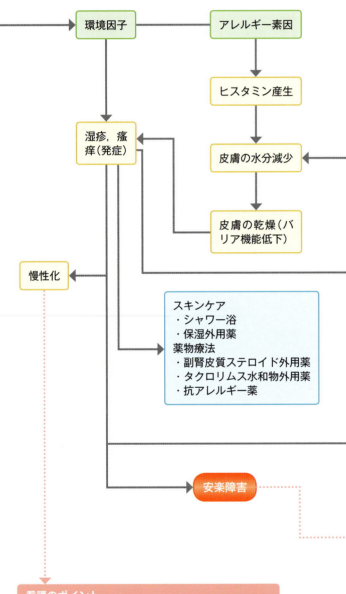

■アトピー性皮膚炎の診断基準

1. 瘙痒
2. 特徴的皮疹と分布
   ①皮疹は湿疹病変
   ●急性病変：紅斑，湿潤性紅斑，丘疹，漿液性丘疹，鱗屑（りんせつ），痂皮（かひ）
   ●慢性病変：湿潤性紅斑・苔癬化病変，痒疹，鱗屑，痂皮
   ②分布
   ●左右対側性
      好発部位：前額，眼囲，口囲・口唇，耳介周囲，頸部，四肢関節部，体幹
   ●参考となる年齢による特徴
      幼児期：頭，顔に始まりしばしば体幹，四肢に下降
      幼小児期：頸部，四肢屈曲部の病変
      思春期・成人期：上半身（顔，頸，胸，背）に皮疹が強い傾向
3. 慢性・反復性経過
   乳児では2か月以上，その他では6か月以上を慢性とする
＊上記1，2および3の項目を満たすものを，症状の軽重を問わずアトピー性皮膚炎と診断する．そのほかは急性あるいは慢性の湿疹とし，経過を参考にして診断する

（厚生労働科学研究班，2010）

■アトピー性皮膚炎の重症度の目安

軽度	面積にかかわらず，軽度の皮疹のみみられる
中等症	強い炎症を伴う皮疹が体表面積の10%未満にみられる
重症	強い炎症を伴う皮疹が体表面積の10%以上，30%未満にみられる
最重症	強い炎症を伴う皮疹が体表面積の30%以上にみられる

軽度の皮疹：軽度の紅斑，乾燥，落屑主体の病変
強い炎症を伴う皮疹：紅斑，丘疹，びらん，湿潤，苔癬化などを伴う病変
（厚生労働科学研究班，2010）

看護のポイント
● 患児の疾患に対する受けとめとセルフケアの状況
● 家族の疾患に対する受けとめと適応状況，患児に対するサポート状況
● 患児・家族の思いの傾聴と共感

| 原因・誘因 | 検査・治療 | 病態・臨床症状 | 看護ケア | 看護診断(看護上の問題) |

患者数は減少する.

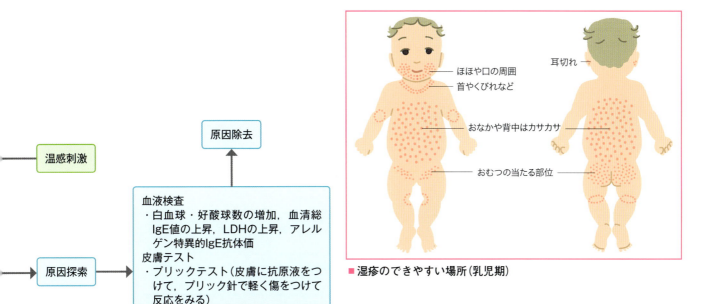

■ 湿疹のできやすい場所(乳児期)

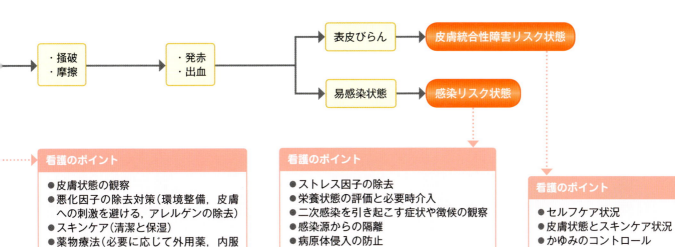

看護のポイント
- 皮膚状態の観察
- 悪化因子の除去対策(環境整備, 皮膚への刺激を避ける, アレルゲンの除去)
- スキンケア(清潔と保湿)
- 薬物療法(必要に応じて外用薬, 内服薬の使用)
- 睡眠障害がないか, 集中力の低下や活動制限がないか観察し介入

看護のポイント
- ストレス因子の除去
- 栄養状態の評価と必要時介入
- 二次感染を引き起こす症状や徴候の観察
- 感染源からの隔離
- 病原体侵入の防止
- 抵抗力強化のための生活調整
- 家族の協力状況と, 家族の協力を得られるように必要時介入

看護のポイント
- セルフケア状況
- 皮膚状態とスキンケア状況
- かゆみのコントロール
- 患児・家族の疾患に対する受けとめ方と適応状況
- 家族のサポート状況

71 白内障

白内障の発症まで
◆白内障とは光彩と硝子体のあいだにある水晶体が混濁する疾患である．

発症
◆手術による効果と視力障害による生活への影響を考慮し，手術をするかどうかを決定する．

急性期（術後）
◆手術は短時間で終了し，身体侵襲は少な

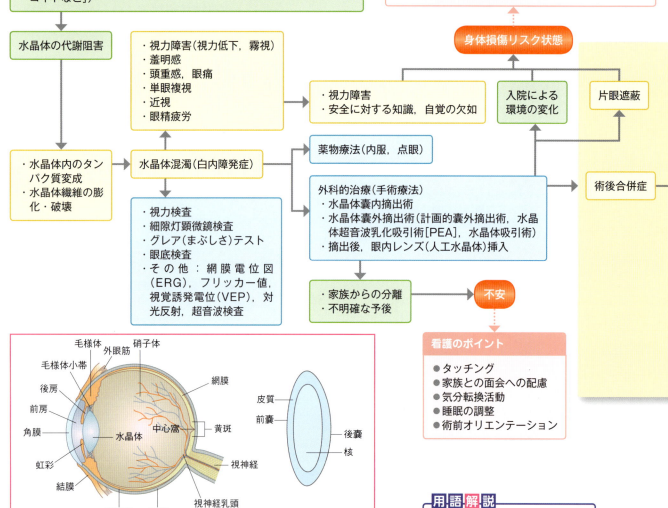

- 老人性白内障（加齢によるもの．紫外線が危険因子の1つ）
- 先天白内障（多くは原因不明：母体の放射線被爆，薬剤，風疹ウイルス感染などが考えられる）
- 併発白内障（ぶどう膜炎，緑内障，網脈絡膜炎，網膜剥離，眼内腫瘍など）
- 後発白内障（術後の合併症）
- 代謝性白内障（擦過症などの機械的刺激）
- その他（外傷，放射線［紫外線，赤外線など］被曝，感電，薬剤［コルチコイドなど］）

看護のポイント
- 環境調整（ベッド周囲，廊下，浴室）
- ADLの援助（保清，排泄，食事，移動）
- 入院時オリエンテーション
  ・病棟の構造案内
  ・視力障害の程度と起こり得る事故の予防策の説明
  ・日常生活上の注意点
  ・視力矯正に関する注意事項

水晶体の代謝阻害

- 視力障害（視力低下，霧視）
- 羞明感
- 頭重感，眼痛
- 単眼複視
- 近視
- 眼精疲労

- 水晶体内のタンパク質変成
- 水晶体繊維の膨化・破壊

水晶体混濁（白内障発症）

- 視力検査
- 細隙灯顕微鏡検査
- グレア（まぶしさ）テスト
- 眼底検査
- その他：網膜電位図（ERG），フリッカー値，視覚誘発電位（VEP），対光反射，超音波検査

- 視力障害
- 安全に対する知識，自覚の欠如

薬物療法（内服，点眼）

外科的治療（手術療法）
- 水晶体嚢内摘出術
- 水晶体嚢外摘出術（計画的嚢外摘出術，水晶体超音波乳化吸引術［PEA］，水晶体吸引術）
- 摘出後，眼内レンズ（人工水晶体）挿入

- 家族からの分離
- 不明確な予後

入院による環境の変化

片眼遮蔽

身体損傷リスク状態

術後合併症

不安

看護のポイント
- タッチング
- 家族との面会への配慮
- 気分転換活動
- 睡眠の調整
- 術前オリエンテーション

用語解説
フリッカー値
点滅が見えなくなった時点の頻度の値．健常は3.5Hz以上

■ 眼球と水晶体の構造

| 原因・誘因 | 検査・治療 | 病態・臨床症状 | 看護ケア | **看護診断(看護上の問題)** |

いが，発症者の多くは高齢で全身性疾患をもっていることが多いことをふまえた看護が必要

回復期
◆患者の理解力に合わせたかかわりが重要

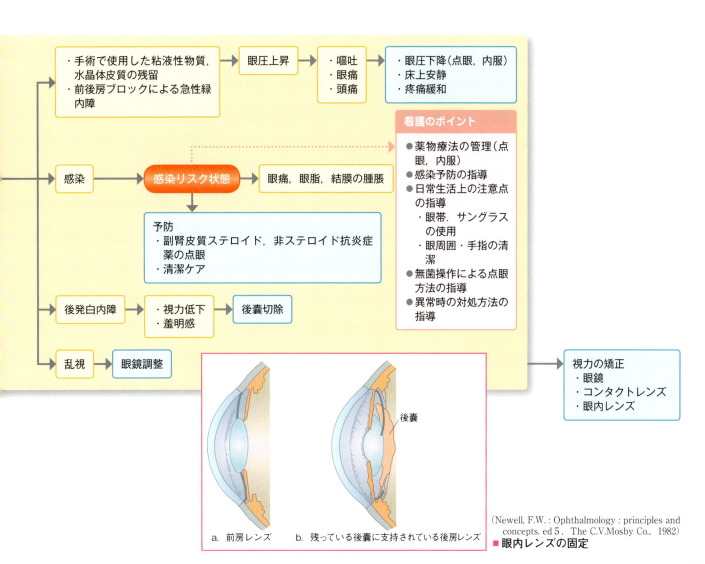

- ・手術で使用した粘液性物質，水晶体皮質の残留
- ・前後房ブロックによる急性緑内障

→ 眼圧上昇 → ・嘔吐 ・眼痛 ・頭痛 → ・眼圧下降(点眼，内服) ・床上安静 ・疼痛緩和

感染 → **感染リスク状態** → 眼痛，眼脂，結膜の腫脹

予防
・副腎皮質ステロイド，非ステロイド抗炎症薬の点眼
・清潔ケア

看護のポイント
- ●薬物療法の管理(点眼，内服)
- ●感染予防の指導
- ●日常生活上の注意点の指導
  ・眼帯，サングラスの使用
  ・眼周囲・手指の清潔
- ●無菌操作による点眼方法の指導
- ●異常時の対処方法の指導

後発白内障 → ・視力低下 ・羞明感 → 後囊切除

乱視 → 眼鏡調整

視力の矯正
・眼鏡
・コンタクトレンズ
・眼内レンズ

a. 前房レンズ　　b. 残っている後囊に支持されている後房レンズ

(Newell, F.W. : Ophthalmology : principles and concepts. ed 5, The C.V.Mosby Co., 1982)

■ **眼内レンズの固定**

72 緑内障

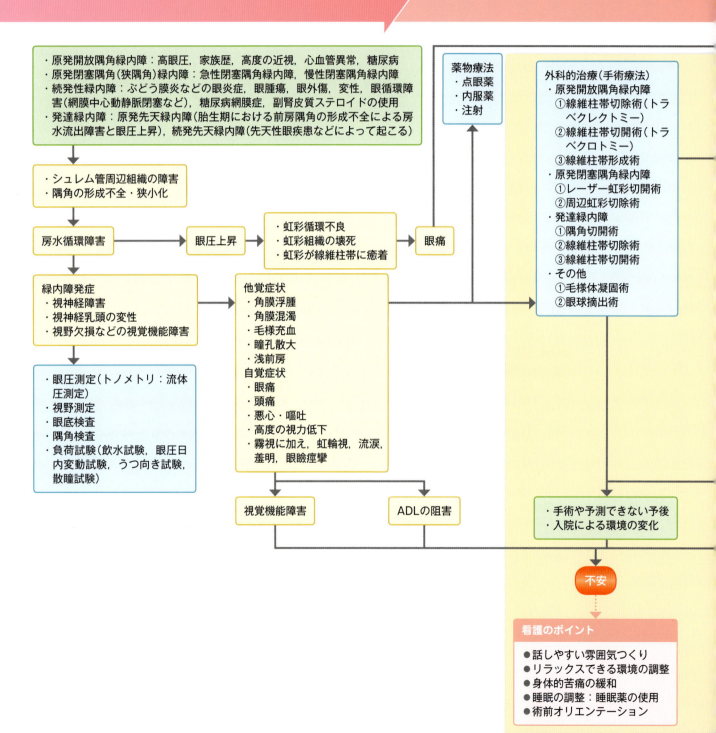

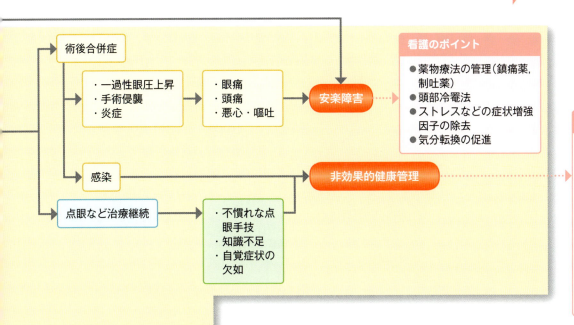

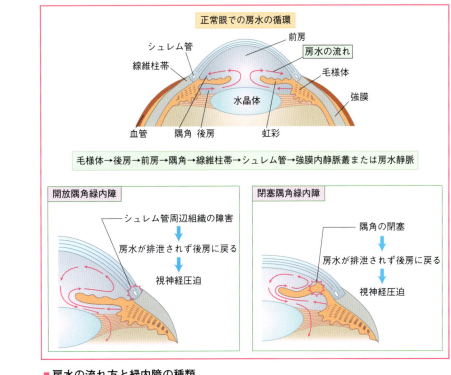

■ 房水の流れ方と緑内障の種類

73 網膜剝離

網膜剝離の発症まで	発症	急性期
◆なんらかの原因で感覚網膜が網膜色素上皮から剝離する状態	◆発症頻度は9,000人に1人．20歳代と50歳代に発症頻度のピークがある．	◆飛蚊症や視野欠損による視力喪失により日常生活に支障が生じ，手術療法や術後の視力回復への期待と不安が高まる時期

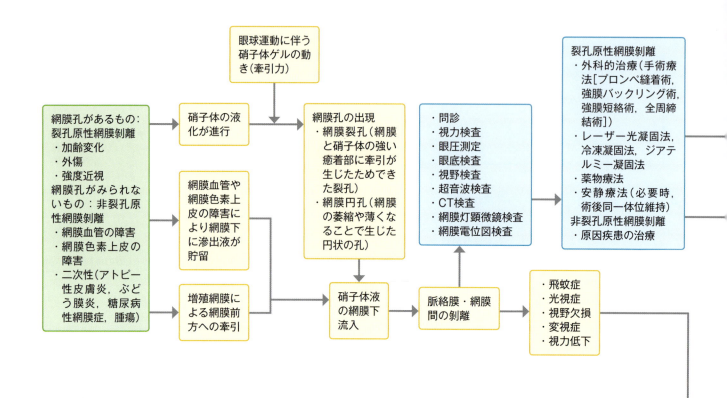

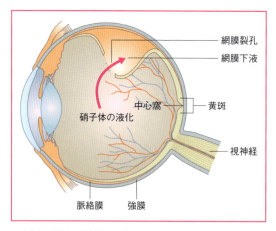

■ 裂孔原性網膜剝離の状態

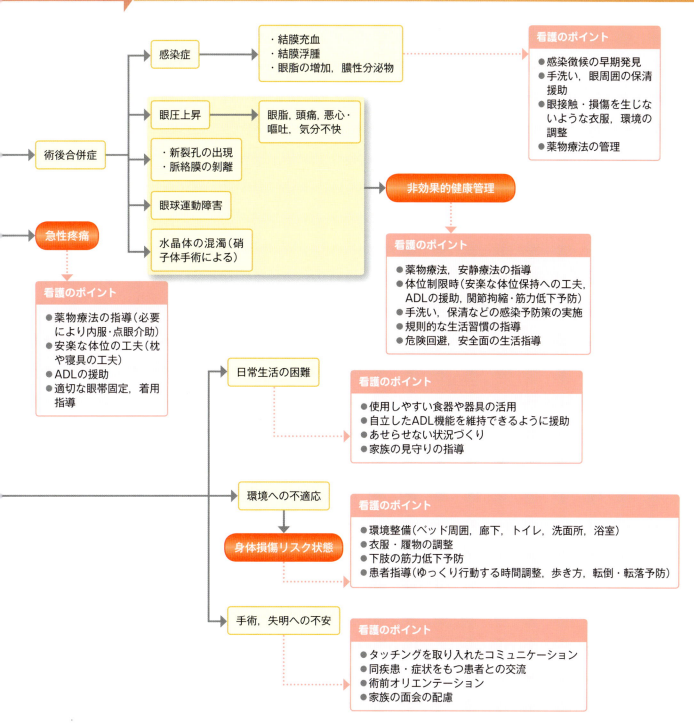

74 喉頭がん

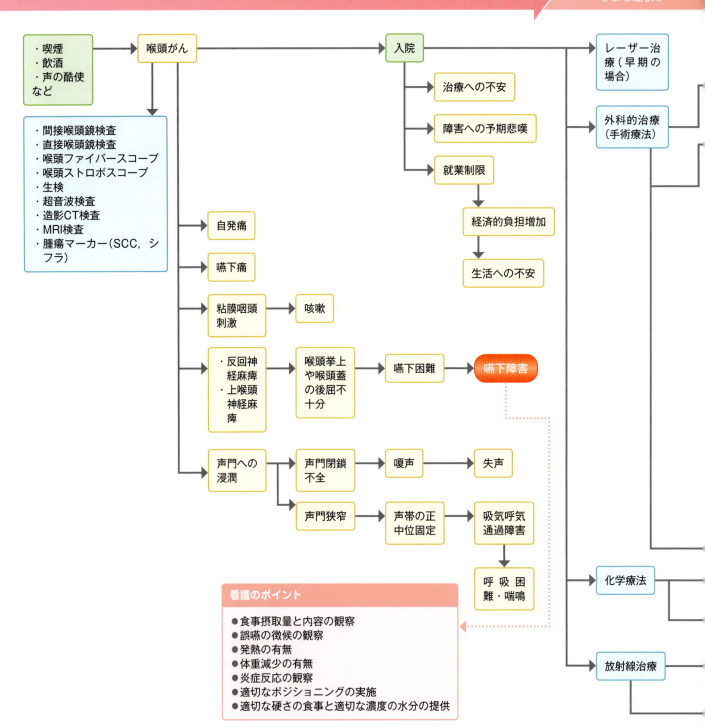

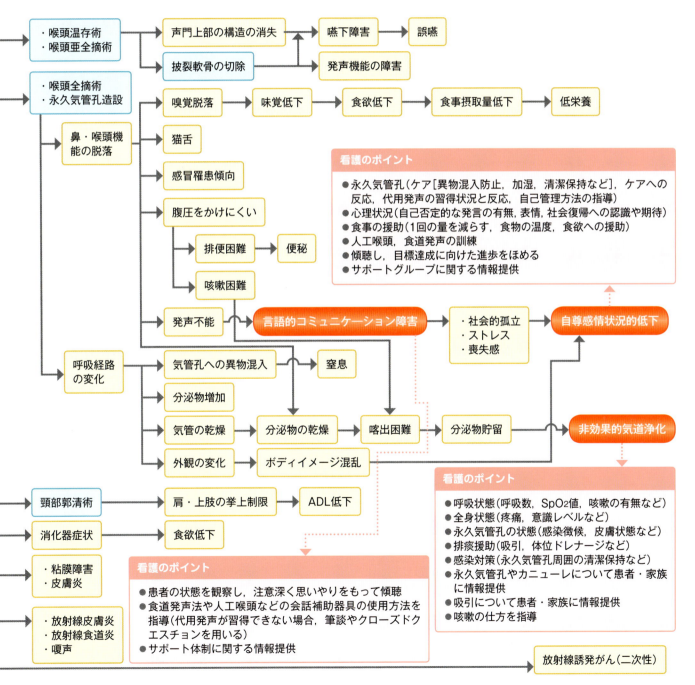

75 舌がん

舌がんの発症
- 舌がんとは舌背面と舌縁，下面（舌腹）に発生した扁平上皮がんで，初期は無症状のことが多い．

急性期
- ホメオスターシスの限界を越え，外的・内的侵襲によりさまざまな症状が出現する時期

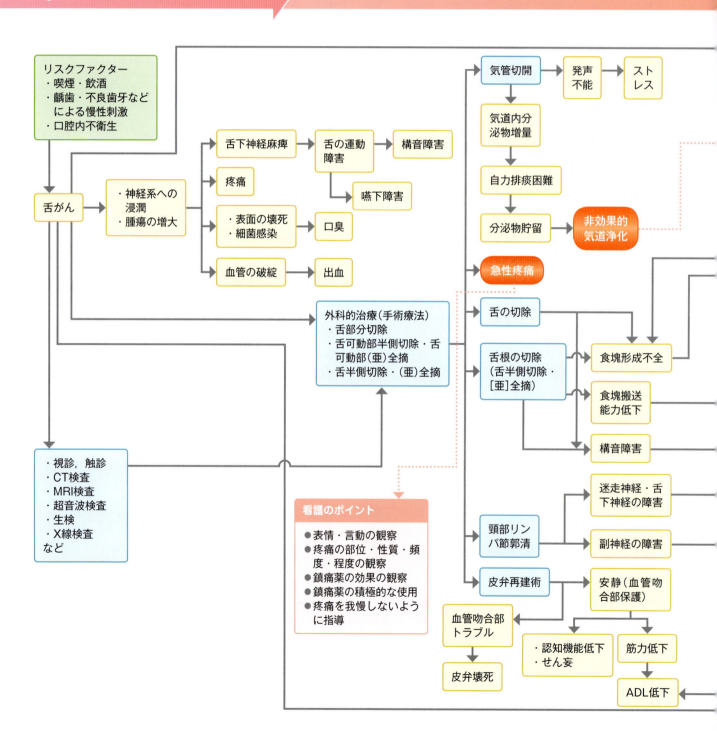

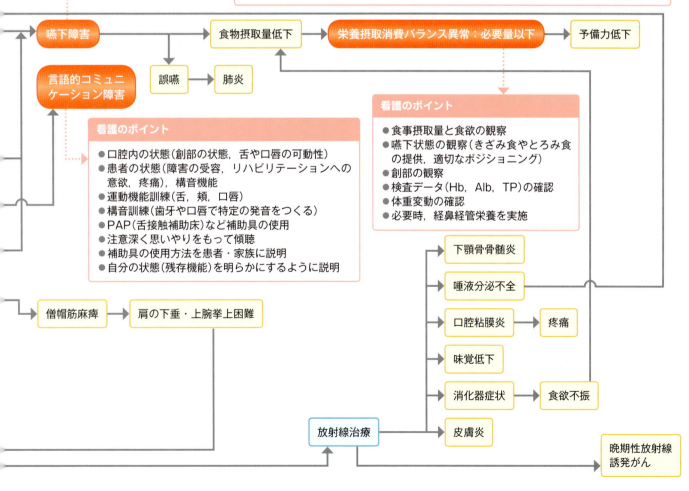

76 神経症性障害

神経症性障害の発症まで
◆不安を主症状とした非器質性・心因性疾患
◆一般に慢性的な経過をたどるが，不明のものが多い．

発症
◆遠い過去の心的外傷（家族との葛藤，養育状態など）や知能・素因，性格が絡み，ストレス，疲労，出産などのきっかけで発症する．

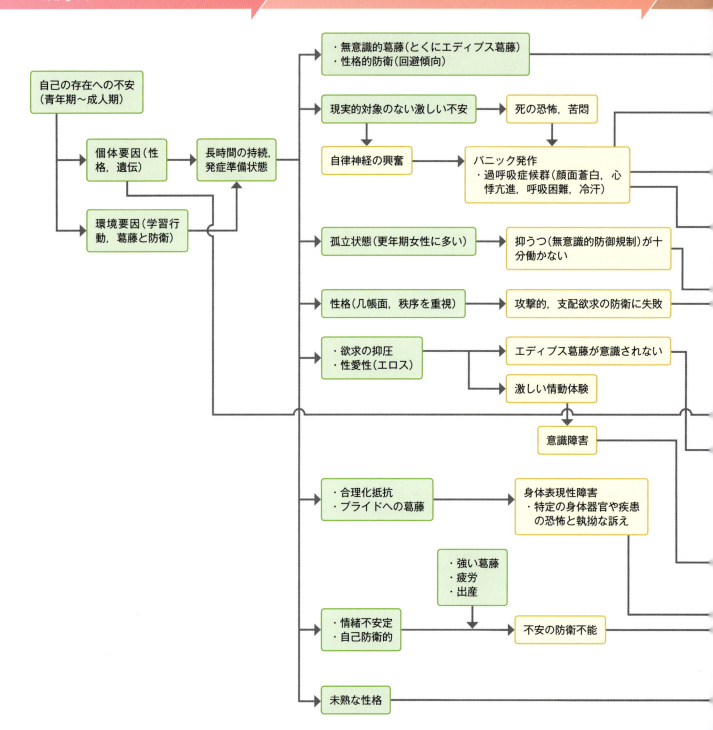

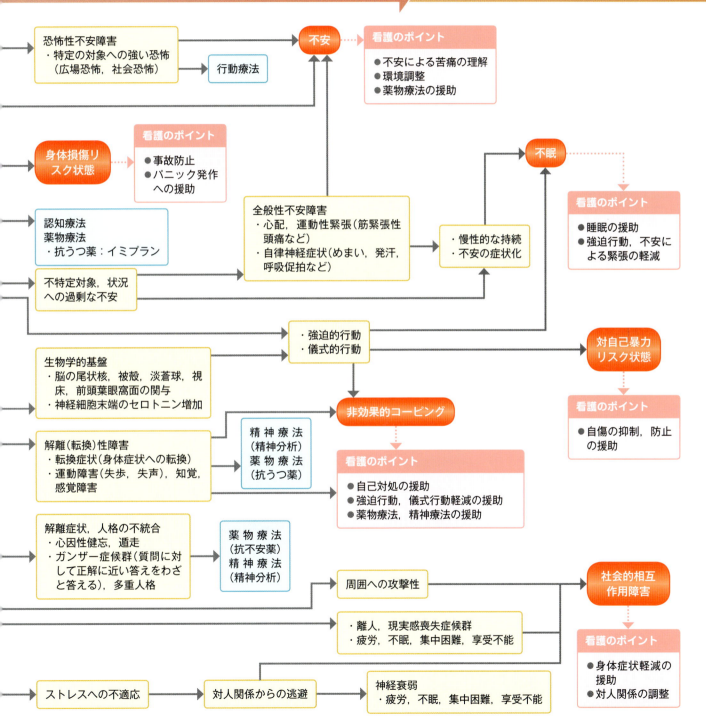

77 双極性障害（躁うつ病）

双極性障害の発症
- 躁状態とうつ状態を繰り返し，生物的・心理的・社会的要因の相互作用により発症

急性期
- うつ状態が回復してくるときは，躁状態に転じないか，睡眠，食欲，会話量，セルフケア行動など，さまざまな場面から情報を得ておく．
- 患者の病期，病相に応じた心理教育が必要である．

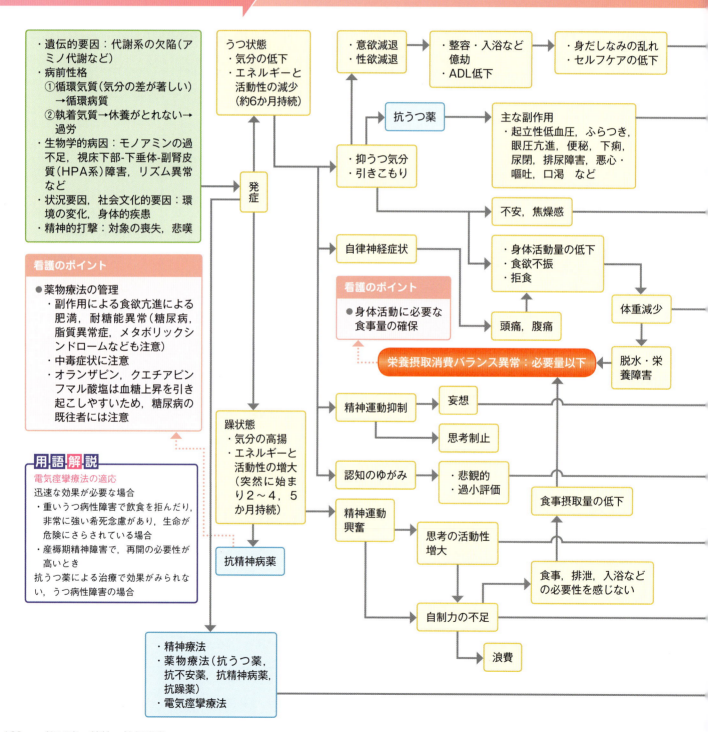

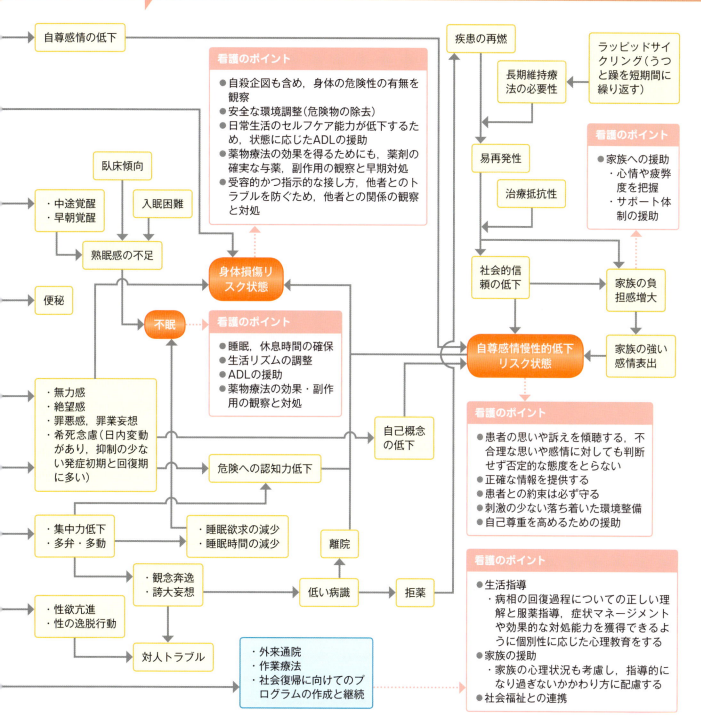

78 統合失調症

統合失調症の発症まで
- ◆青年期に好発する原因不明の疾患（約120人に1人発症）
- ◆特徴的な精神症状や行動障害により診断
- ◆回復するが再燃しやすく，慢性的経過をたどることが多い．

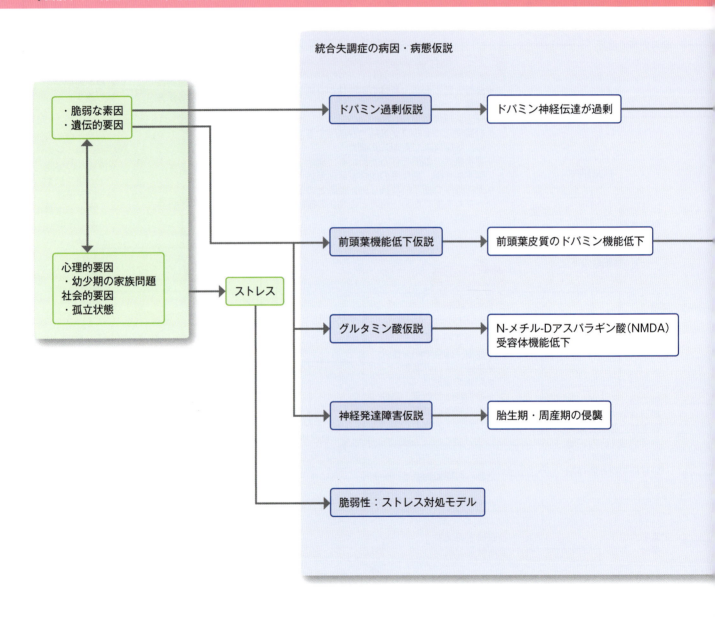

| 原因・誘因 | 検査・治療 | 病態・臨床症状 | 看護ケア | 看護診断(看護上の問題) |

発症
◆ 明らかな精神症状発現前に前駆症状が出現
◆ 診断・治療に至るまでの期間は平均3年

・中脳辺縁系の過剰興奮
・ドパミンの過剰生成
・ドパミン受容体の過感受性

・前駆症状(神経衰弱症状)
・不眠,不安,気分症状
・引きこもり

減退した陽性症状(p.170参照)

p.170❶へ

p.170❷へ

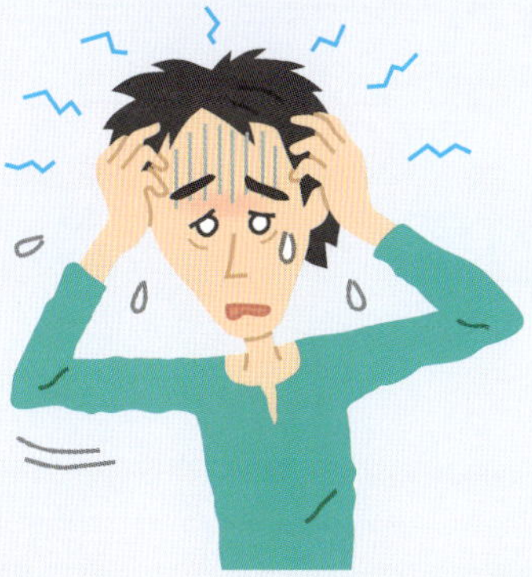

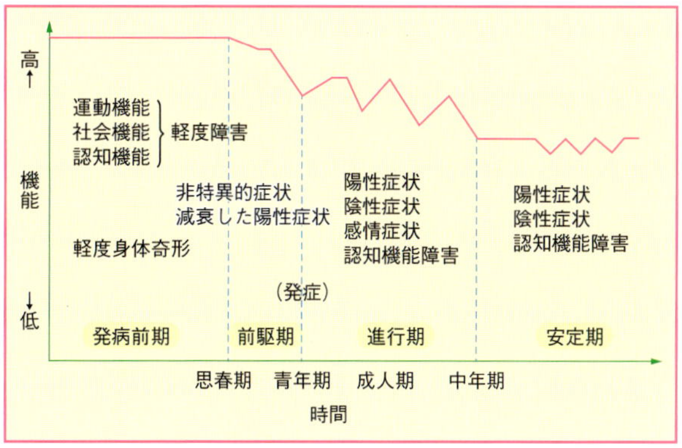

統合失調症の経過に関する模式図

機能 高↑ ↓低

運動機能
社会機能 軽度障害
認知機能

軽度身体奇形

非特異的症状
減衰した陽性症状

陽性症状
陰性症状
感情症状
認知機能障害

陽性症状
陰性症状
認知機能障害

(発症)

発病前期 | 前駆期 | 進行期 | 安定期

思春期　青年期　成人期　中年期

時間

(Lieberman JA, et al：The early stages of schizophrenia：Speculations on pathogenesis, pathophysiology, and therapeutic approaches. Soc Biol Psychiatry, 50：885, 2001より改変)

■ 統合失調症の経過に関する模式図

78 統合失調症

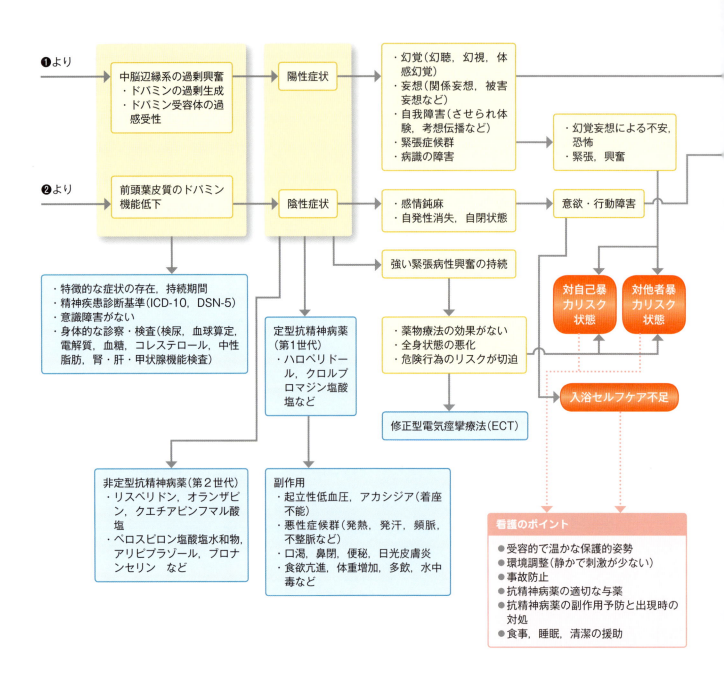

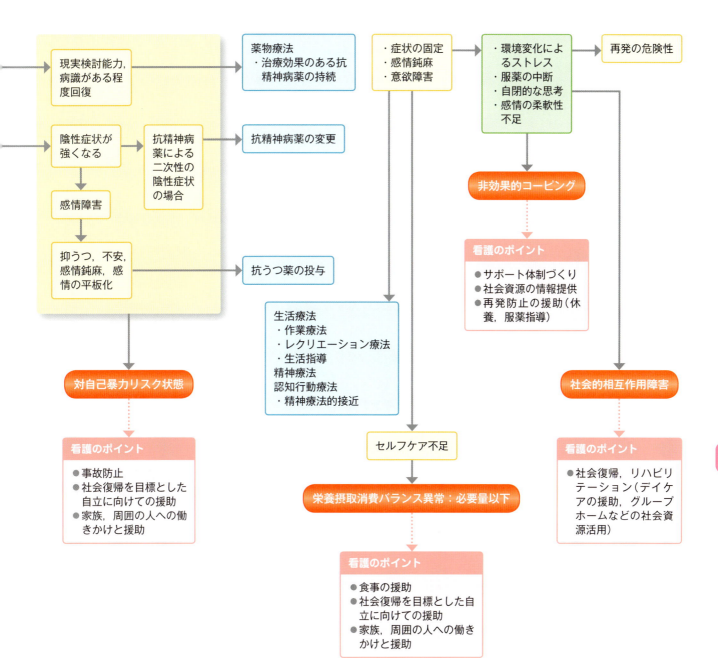

79 アルコール依存症

アルコール依存症の発症まで	発症	急性期（離脱期）
◆飲酒行動をコントロールできないことにより、徐々に進行する慢性的疾患。身体・精神症状や人格変化が生じ、社会的にも多様な問題を引き起こす。	◆長年の飲酒で徐々に進行し、身体症状や合併症、精神症状が表面化 ◆早期に入院治療による断酒が必要	◆断酒によるさまざまな離脱症状が出現する。

病態関連因子
- 体質的要因（2型アルデヒド脱水酵素[ALDH2]活性が高い）
- 環境的要因（社会，文化，経済的）
- 人格傾向，心理的要因（依存的，ストレス）
- 生物学的行動要因（依存性薬物であるアルコールの脳内作用）

↓

長期間のアルコールの多量摂取 → **中枢神経系の慢性的抑制**

↕

家族の対処不能

身体的症状，合併症
- 手指の振戦
- 酒やけ（毛細血管の拡張による）
- 神経障害（慢性的な栄養障害より生じる，多発性神経炎）
- 慢性的な脱水，栄養障害→ビタミンB_1欠乏
- 肝機能障害（アルコール性肝炎，脂肪肝，肝硬変）
- 消化器障害（胃炎，胃潰瘍→出血傾向）
- 膵機能障害（アルコール性膵炎，糖尿病）
- 循環器障害（高血圧，不整脈など）
- 性機能障害（性欲低下，インポテンツ）

血液検査
- 電解質（Na・K値上昇[脱水]，Na・Mg減少[痙攣発作]，K減少[不整脈，心停止の危険性]）
- 肝機能検査（AST，ALT，γ-GTP上昇，ビリルビン，アンモニア上昇[肝性昏睡]）
- 赤血球，ヘモグロビンの低下（貧血），プロトビン時間の延長（出血傾向）
- 膵機能検査（アミラーゼ上昇，血糖値上昇）
- 尿・便検査
- 胸部X線検査
- 頭部CT検査　など

入浴セルフケア不足

看護のポイント
- 保清状態を観察
- 発熱，発汗時の更衣
- 清潔保持の援助

精神症状
- アルコール幻覚症
- アルコール性嫉妬妄想
- 脳障害（トランスアミン活性の欠損による）
  ①小脳失調症状（不安定歩行，眼球の運動障害）
  ②コルサコフ病（作話，記銘力障害，見当識障害）

栄養摂取消費バランス異常：必要量以下

体液量不足

看護のポイント
- 食事の援助
- 水分補給
- 補液管理

- 断酒
- 栄養補給，補液（電解質補給）
- 合併症の対症療法

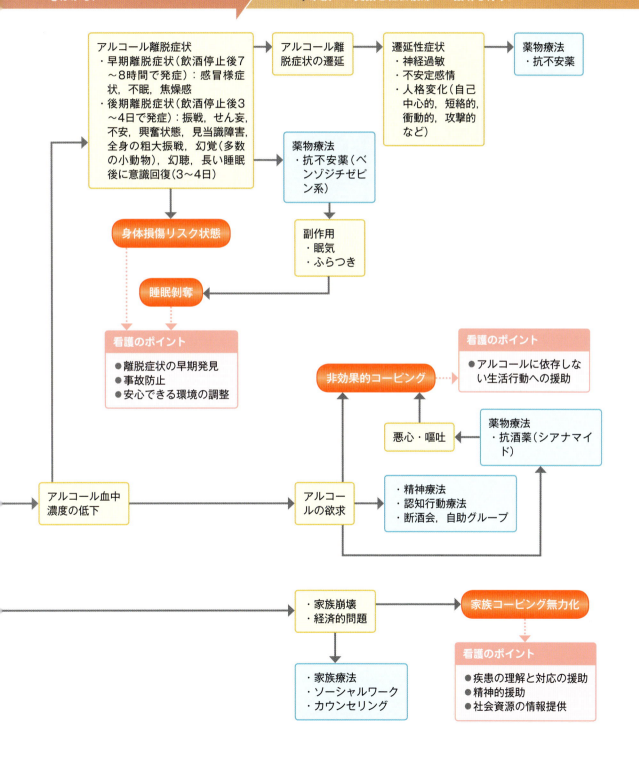

80 神経性無食欲症

神経性無食欲症の急性期
◆摂食障害の2つの重要な症候群としては，神経性無食欲症と神経性過食症が取り上げられる．
◆両者には類似する要因が想定され，無食から過食へ移行する場合，単独で出現する場合，両者が併存する場合がある．

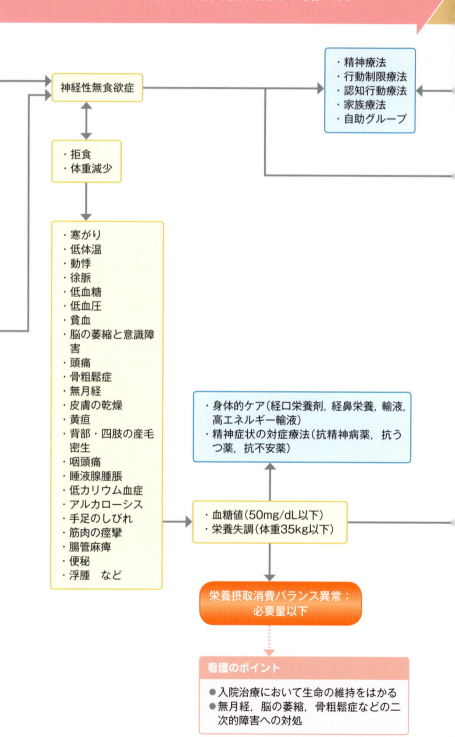

仮説
- 精神力動モデル：情緒不安定，強迫的・完全主義的な性格，大人への成熟の拒否，母親への嫌悪感，乳幼児期への無意識の退行
- 認知モデル：自尊心の低下や自己卑下，なんらかの心的外傷体験が食行動や認知のゆがみに関連した体重・体型に対する誤認
- 文化社会的モデル：食文化やストレスの増加，健康志向やダイエットなど情報の氾濫
- アディクションモデル：対人関係のなかで体重や体型に固執してしまい，食行動パターンが強迫的に反復的に繰り返されるうちに，自己コントロールできなくなった状態

鑑別診断
- 糖尿病，アジソン病（副腎皮質ステロイド分泌不全による食欲不振，嘔吐，低血圧など）
- 抑うつ状態，妄想などによる拒食・過食症状

神経性無食欲症
- 拒食
- 体重減少

症状：
- 寒がり
- 低体温
- 動悸
- 徐脈
- 低血糖
- 低血圧
- 貧血
- 脳の萎縮と意識障害
- 頭痛
- 骨粗鬆症
- 無月経
- 皮膚の乾燥
- 黄疸
- 背部・四肢の産毛密生
- 咽頭痛
- 唾液腺腫脹
- 低カリウム血症
- アルカローシス
- 手足のしびれ
- 筋肉の痙攣
- 腸管麻痺
- 便秘
- 浮腫　など

- 精神療法
- 行動制限療法
- 認知行動療法
- 家族療法
- 自助グループ

- 身体的ケア（経口栄養剤，経鼻栄養，輸液，高エネルギー輸液）
- 精神症状の対症療法（抗精神病薬，抗うつ薬，抗不安薬）

- 血糖値（50mg/dL以下）
- 栄養失調（体重35kg以下）

栄養摂取消費バランス異常：必要量以下

看護のポイント
- 入院治療において生命の維持をはかる
- 無月経，脳の萎縮，骨粗鬆症などの二次的障害への対処

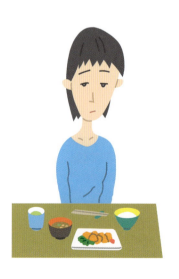

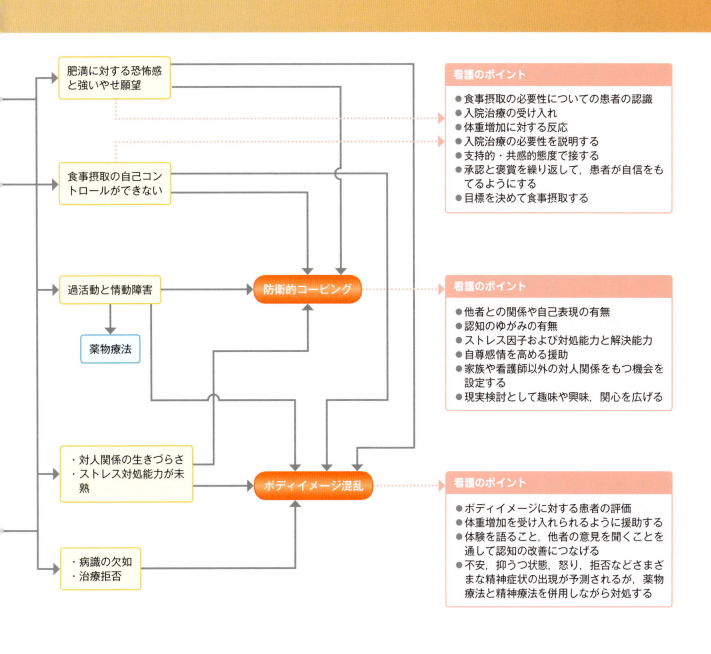

引用・参考文献一覧

2 肺炎
1) 日本呼吸器学会：成人気道感染症診療の基本的考え方――呼吸器感染症に関するガイドライン．日本呼吸器学会，2003．
2) 日本呼吸器学会：成人市中肺炎診療ガイドライン――呼吸器感染症に関するガイドライン．p.8，日本呼吸器学会，2007．

4 気管支拡張症
1) 坂口浩三監：呼吸器．第2版，病気がみえるVol.4，p.270～273，メディックメディア，2013．
2) 貫和敏博ほか編（臼井 亮ほか）：呼吸器疾患 最新の治療2013-2015．南江堂，2013．
3) 井上智子，稲瀬直彦編：緊急度・重症度からみた 症状別看護過程＋病態関連図．第2版，医学書院，2014．
4) 杉山幸比古編：講義録 呼吸器学．p.182～183，メジカルビュー社，2004．
5) 落合慈之監：呼吸器疾患ビジュアルブック．p.167～172，学研メディカル秀潤社，2011．
6) 山口瑞穂子，関口恵子監：疾患別看護過程の展開．第4版，学研メディカル秀潤社，2013．

10 大動脈解離
1) 落合慈之監：循環器疾患ビジュアルブック．学研メディカル秀潤社，2010．

11 高血圧
1) 日本高血圧学会高血圧治療ガイドライン作成委員会編：高血圧治療ガイドライン2014．日本高血圧学会，2014．

12 急性リンパ性白血病（患児）
1) 石黒彩子，浅野みどり編（蒲池吉朗）：発達段階からみた 小児看護過程＋病態関連図．第2版，p.284～300．医学書院，2012．
2) 今井 恵，川口由美子，関根弘子：死を迎える子どもの身体的変化 ①看護者の立場から．小児看護，21(11)：1466，1998．
3) Whaley, LF, Wong, DL：Nursing care of infants and children. 4th ed, p.1054, Mosby year book, 1991.
4) 日本小児血液学会編：小児白血病・リンパ腫の診療ガイドライン2011年版．第2版，p.13，金原出版，2011．

16 再生不良性貧血
1) 小松則夫ほか編：血液――専門医のための薬物療法Q&A．改訂2版，p.13，中外医学社，2011．

19 胃・十二指腸潰瘍
1) 甲田英一，菊地京子監：消化器疾患――疾患理解と看護計画．Super Select Nursing，p.259～263，学研メディカル秀潤社，2011．
2) 日本看護診断学会監訳：NANDA-I看護診断――定義と分類［2015-2017］．医学書院，2015．
3) 日本消化器病学会編：日本消化器病学会ガイドライン――消化性潰瘍診療ガイドライン．改訂第2版，南江堂，2015．
4) 菅野健太郎ほか編：消化器疾患 最新の治療2015-2016．南江堂，2015．
5) 小早川雅男ほか：消化性潰瘍の疫学と病因．日本消化器病学会誌，192(3)：419～423，2010．
6) 芳野純治ほか：消化性潰瘍の治療．治療，192(3)：428～433，2010．
7) 井上恵子：胃・十二指腸潰瘍．臨床栄養，109(4)：473～478，2006．

25 胆石症
1) 落合慈之監：消化器疾患ビジュアルブック．第2版，学研メディカル秀潤社，2014．

26 膵がん
1) 落合慈之監：消化器疾患ビジュアルブック．第2版，学研メディカル秀潤社，2014．
2) 富松昌彦，川野良子編：消化器疾患ベストナーシング．学研メディカル秀潤社，2009．

27 大腸がん
1) 大腸癌研究会編：大腸癌治療ガイドラインの解説――大腸癌について知りたい人のために 大腸癌の治療を受ける人のために．第2版，金原出版，2009．
2) 大腸癌研究会編：大腸癌取扱い規約．第8版，金原出版，2013．
3) 厚生労働統計協会：国民衛生の動向2015/2016年版．厚生の指標・増刊．厚生労働統計協会，2015．
4) 杉原健一編：大腸癌2014年版．ガイドラインサポートハンドブック，医薬ジャーナル社，2015．

5) 国立がん研究センターがん対策情報センター編：大腸がん——受診から診断，治療，経過観察への流れ．第2版，各種がんシリーズ103，国立がん研究センターがん対策情報センター，2012．
6) 川島みどり，鈴木　篤編著：外科系実践的看護マニュアル．改訂版，看護の科学社，2009．
7) 大西和子：悪性腫瘍のアセスメントと看護——知っておきたい最新看護技術．中央法規出版，2003．
8) 井上智子編：成人看護実習ガイドⅠ　急性期・周手術期．照林社，2006．

30　クローン病
1) 落合慈之監：消化器疾患ビジュアルブック．第2版，学研メディカル秀潤社，2014．
2) 厚生労働科学研究費補助金　難治性疾患克服研究事業「難治性炎症性腸管障害に関する調査研究」班（鈴木班）：潰瘍性大腸炎・クローン病診断基準・治療指針［平成26年度］改訂版（平成27年3月31日），平成26年度分担研究報告書［別冊］．2015．

35　高尿酸血症
1) 山中　寿：尿酸値を下げたいあなたへ——痛風予備軍への処方せん．保健同人社，2008．
2) 日本痛風・核酸代謝学会ガイドライン改訂委員会編：高尿酸血症・痛風の治療ガイドライン．第2版，メディカルレビュー社，2010．

39　脳腫瘍
1) 落合慈之監：脳神経疾患ビジュアルブック．p.129，学研メディカル秀潤社，2011．

42　パーキンソン病
1) http://pathology.or.jp/corepictures2010/17/c05/01.html

44　てんかん（患児）
1) 野村総一郎，樋口輝彦監：標準精神医学．第6版，医学書院，2015．

45　認知症
1) 十束支朗：認知症のすべて——あなたはわかっていますか．医学出版社，2010．
2) 諏訪さゆり：医療依存度の高い認知症高齢者の治療と看護計画．日総研出版，2006．
3) いわて盛岡認知症介護予防プロジェクト　もの忘れ検診専門医部会編：かかりつけ医とケアスタッフのためのBPSD対応マニュアル——BPSDの早期発見と早期治療を目指して．改訂2版，南山堂，2013．
4) 東京都健康長寿医療センター：地域の潜在認知症患者の早期診断に関する調査研究事業報告書．2012．
5) 尾上尚志ほか監：脳・神経．病気がみえるVol.7，メディックメディア，2012．
6) 松田　暉監：認知症がよくわかる本——老々介護・認々介護に備える．エピック，2011．
7) 清水裕子：コミュニケーションからはじまる認知症ケアブック——ケアの9原則と66のシーン．第2版，学研メディカル秀潤社，2013．

48　変形性関節症
1) 伊藤晴夫，松田達男編：運動器疾患ベストナーシング．学研メディカル秀潤社，2009．

52　慢性腎臓病
1) 日本腎臓学会ほか監：CKDステージG3b～5診療ガイドライン2015——腎障害進展予防と腎代替療法への移行．東京医学社，2015．

53　急性糸球体腎炎
1) 黒川　清ほか編：内科学 5分冊版．第2版，文光堂，2003．

57　前立腺がん
1) 日本泌尿器科学会・日本病理学会・日本医学放射線学会編：泌尿器科・病理・放射線科　前立腺癌取扱い規約．第4版，p.40～41，金原出版，2010．

62　関節リウマチ
1) 酒井良忠：疾患と看護がわかる看護過程——ナーシングプロセス 関節リウマチ 疾患の理解編．クリニカルスタディ，33(11)：38～40，メヂカルフレンド社，2012．
2) Aletaha D, et al：2010 Rheumatoid arthritis classification criteria：an American College of Rheumatology/European League Against Rheumatism collaborative initiative. Arthritis Rheumatism, 62：37～42, 2010.

67 MRSA感染症
1) WHO：WHO Guidelines on Hand Hygiene in Health Care．2008．

70 アトピー性皮膚炎(患児)
1) 厚生労働科学研究班

71 白内障
1) Newell, FW：Ophthalmology：principles and concepts．ed 5，The C.V.Mosby Co.,1982．

74 喉頭がん
1) 落合慈之監：耳鼻咽喉科疾患ビジュアルブック．p.217～222，学研メディカル秀潤社，2011．
2) 切替一郎原著：新耳鼻咽喉科学．第11版，南山堂，2013．
3) 山口瑞穂子，関口恵子監：疾患別看護過程の展開．第4版，学研メディカル秀潤社，2013．
4) 大西和子，飯野京子編：がん看護学——臨床に活かすがん看護の基礎と実践．p.380，ヌーヴェルヒロカワ，2011．
5) 神崎　仁ほか編：専門分野Ⅱ 成人看護学13——耳鼻咽喉/歯・口腔．第2版，新体系看護学全書，p.249，メヂカルフレンド社，2011．
6) 中野雄一：新耳鼻咽喉科学入門——言語聴覚士のための講義ノート．改訂新版，考古堂書店，2008．
7) Thomas,JE, Keith RL(菊谷　武訳)：喉頭がん 舌がんの人たちの言語と摂食・嚥下ガイドブック—将来に向けて．原著第4版，医歯薬出版，2008．
8) 宮地　徹，斉藤　悏監：耳鼻咽喉科領域の病理——病理カラーアトラス．杏林書院，1992．
9) 釘宮豊城監：写真でわかる人工呼吸器の使い方．改訂版，医学芸術社，2007．
10) 溝尻源太郎，熊倉勇美編著：口腔・中咽頭がんのリハビリテーション——構音障害，摂食・嚥下障害．医歯薬出版，2000．

75 舌がん
1) 佐藤千史，井上智子編：人体の構造と機能からみた——病態生理ビジュアルマップ5．p.252～256，医学書院，2010．
2) 日本口腔腫瘍学会学術委員会「口腔癌取り扱い指針」ワーキング・グループ：舌癌取り扱い指針——ワーキング・グループ案(第1版)．口腔腫瘍，17(1)：13～85，2005．
3) 鎌倉やよい編：嚥下障害ナーシング——フィジカルアセスメントから嚥下訓練へ．p.35～36，医学書院，2000．
4) 日本口腔腫瘍学会 口腔癌治療ガイドライン改訂委員会/日本口腔外科学会 口腔癌診療ガイドライン策定委員会 合同委員会編：科学的根拠に基づく口腔癌診療ガイドライン2013年版．第2版，金原出版，2013．
5) 森山　寛編著：耳鼻咽喉科看護の知識と実際．第2版，p.162，臨床ナースのためのBasic & Standard，メディカ出版，2009．
6) 大西和子，飯野京子編：がん看護学——臨床に活かすがん看護の基礎と実践．p.384，ヌーヴェルヒロカワ，2011．
7) 富田幾枝編：急性期・周手術期Ⅱ．新看護観察のキーポイントシリーズ，p.168，中央法規出版，2011．
8) 落合慈之監：耳鼻咽喉科疾患ビジュアルブック．p.174～176，学研メディカル秀潤社，2011．
9) 才藤栄一，向井美惠監：摂食・嚥下リハビリテーション．第2版，p.299～300，医歯薬出版，2007．
10) 田上順次ほか：成人看護学15——歯・口腔．系統看護学講座 専門分野Ⅱ，第12版，p.144～146，医学書院，2013．
11) 神埼　仁ほか編：専門分野Ⅱ 成人看護学13——耳鼻咽喉/歯・口腔．第2版，新体系看護学全書，p.136，411～417，メヂカルフレンド社，2011．

78 統合失調症
1) Lieberman JA, et al：The early stages of schizophrenia：Speculations on pathogenesis, pathophysiology, and therapeutic approaches．Soc Biol Psychiatry，50：885，2001．
2) 精神医学講座担当者会議監：統合失調症治療ガイドライン．第2版，p.34，医学書院，2008．

INDEX

赤字は看護診断名

数字・欧文

1型糖尿病	72
2型糖尿病	74
AC期	149
AIDS	148
AIDS関連症候群期	149
AIDS期	149
ALL	28
——の予後	30
——発症年齢と，初診時白血球数によるリスク分類	28
ALS	96
ARC期	149
BPSD	101
COPD	12
GFR	116
HIV感染症	148
IOIBDアセスメントスコア	70
MRSA感染症	146
——陰性の確認	147
Mタンパク	36
on-off現象	94
QFT検査	142
SAH	82
SDAI	136
SLE	140
VAS	136
wearing-off現象	94

あ行

アイゼンメンガー症候群	22
悪性リンパ腫	34
——の分類	35
アテローム血栓性脳梗塞	84
アテローム硬化	16
アトピー	8
アトピー性皮膚炎	152
——の重症度の目安	152
——の診断基準	152
アリス徴候	108
アルコール依存症	172
アルコール幻覚症	172
アルコール離脱症状	173
アレルゲン	8
アン・アーバー分類	35
安楽障害	7,33,34,47,53,54,57,59,67,117,121,123,125,137,141,143,152,157
安楽な体位	105
胃潰瘍	44
——の病理組織学的分類	44
胃がん	42
易感染患者	147
意思決定葛藤	126
胃小窩の組織構造	45
一過性脳虚血発作	84
胃粘膜防御機構	44
イレウス	66
インスリン	72,74
陰性症状	170
インターフェロン療法の副作用	55
院内肺炎	6
右心不全	20,22
うつ状態	166
ウートフ徴候	93
運動ニューロン	96
運動負荷	17
栄養失調	174
栄養摂取消費バランス異常：必要量以下	7,11,23,43,46,49,56,61,62,70,77,89,145,151,163,171,172,174
腋窩リンパ節転移	132
エストロゲン	114,130
エルゴメーター法	17
嚥下困難	160
嚥下障害	85,96,160,163
黄疸	53,54
主な看護処置に必要な手指衛生と防護用具	146
親役割葛藤	41,68

か行

介護者役割緊張	97,99,101,137,139,140
介護者役割緊張リスク状態	85,95,103,117
潰瘍性大腸炎	48
解離症状	165
ガス交換障害	13,134
家族機能障害	28
家族コーピング無力化	173
過体重	78
活性化部分トロンボプラスチン時間	140
活動耐性低下	13,15,21,23,37,38,117
活動耐性低下リスク状態	9,145
カニの爪様の陰影欠損	68
川崎病	40
肝炎	54
寛解導入療法	31
肝がん	52
肝機能障害リスク状態	55
眼球と水晶体の構造	154
眼球突出	77
眼瞼下垂	90
肝硬変	56
肝細胞	54
肝性脳症	57
関節拘縮	139
関節リウマチ	136
感染リスク状態	4,5,20,23,28,33,34,38,50,56,59,61,65,67,71,74,101,103,107,111,121,129,131,132,139,143,145,147,148,150,153,155
冠動脈の攣縮	16
冠動脈瘤の破裂	41
眼内レンズの固定	155
気管支炎	8
気管支拡張症	10
気管支喘息	8
——の発作時の気管支内腔の変化	8
偽腔	24
気分転換活動不足	109
急性移植片対宿主反応	29,32
急性骨髄性白血病	32
急性混乱	101
急性混乱リスク状態	57
急性糸球体腎炎	118
——の経過	118
急性心不全	19
急性疼痛	4,24,37,69,81,105,111,129,131,145,151,159,162
急性リンパ性白血病	28
球麻痺	96
狭心症	16
——の冠動脈造影	16
——の分類	16
胸痛	17
恐怖	28
筋萎縮性側索硬化症	96

筋硬直	97	
筋腫	130	
クモ膜下出血	82	
クリック徴候	108	
クローン病	70	
——の重症度分類	70	
血圧に基づいた脳心血管リスクの層別化	26	
結核菌	142	
血管攣縮	83	
血腫	86	
血清尿酸値	80	
結石の好発部位	122	
血痰	10	
血糖コントロール	74	
血糖値	174	
血糖不安定リスク状態	73,75	
血尿	119,122,124,126	
ケトン食療法	98	
下痢	48	
牽引療法	110	
健康管理促進準備状態	48,115	
言語的コミュニケーション障害	85,96,161,163	
原発性骨粗鬆症と続発性骨粗鬆症の分類	115	
高アンモニア血症	57	
抗うつ薬	166	
高カルシウム血症	37	
抗がん薬の晩期障害の出現時期と内容（急性リンパ性白血病）	30	
後期ダンピング症候群	43	
口腔粘膜障害	51	
高血圧	26,119	
抗結核薬の種類と副作用	143	
高血糖	72,74	
抗酒薬	173	
甲状腺機能亢進症	76	
甲状腺刺激ホルモン	76	
甲状腺腫	77	
高体温	41	
抗てんかん薬	99	
喉頭がん	160	
行動療法	165	
高尿酸血症	80	
好発部位（帯状疱疹）	144	
骨棘	106	
骨髄腫の病態	36	
骨髄抑制	32	
骨接合術	110	
骨粗鬆症	110,114	
骨囊胞	106	
コレステロール	79	

さ行

再生不良性貧血	38	
左心不全	20,22	
酸素療法	11	
死が近づいた子どもの身体的徴候・症状	31	
子宮がん	128	
子宮筋腫	130	
——の種類	131	
糸球体基底膜	120	
糸球体濾過量	116	
子宮動脈塞栓術	130	
自己免疫疾患	90,140	
自己免疫性脱髄疾患	92	
脂質異常症	78	
四肢麻痺	102	
施設入所者肺炎	6	
自尊感情状況的低下	87,135,161	
自尊感情状況的低下リスク状態	71	
自尊感情慢性的低下	117,141	
自尊感情慢性的低下リスク状態	167	
市中肺炎	6	
湿疹	152	
湿疹のできやすい場所(乳児期)	153	
社会的孤立	148	
社会的相互作用障害	99,165,171	
視野欠損	158	
重症筋無力症	90	
重症筋無力症FA分類	90	
十二指腸潰瘍	44	
終末期	5,31,37,43,61,75,89,127,135	
粥状動脈硬化	16	
手指衛生を行う5つのタイミング	146	
手術適応(心室中隔欠損症)	23	
出血リスク状態	32,38,46,52,57	
術後回復遅延	64	
シュレム管	156	
消化管運動機能障害リスク状態	43,65	
消耗性疲労	53,91,149	
食道がん	50	
食道ステント留置	51	
女性ホルモン	114	
ショックリスク状態	25,68	
心筋梗塞	14	
——の発症機序	14	
真腔	24	
神経症性障害	164	
神経衰弱症状	169	
神経性過食症	174	
神経性無食欲症	174	
心原性脳梗塞	84	
人工呼吸管理	91	
人工呼吸器関連肺炎	6	
人工骨頭置換術	110	
人工透析	75	
心室中隔欠損症	22	
心臓組織循環減少リスク状態	15,17,41	
心臓リハビリテーション	15	
身体外傷リスク状態	89,92,95	
身体可動性障害	93,96,103,113,132	
身体損傷リスク状態	28,85,99,101,114,154,157,159,165,167,173	
心的外傷	164	
心拍出量減少	20	
心不全	18	
——の病態生理	19	
シンプソンの徴候	128	
膵がん	60	
——の症状	60	
水腎症	122,124	
錐体外路性運動障害	94	
睡眠剥奪	173	
スタンダードプリコーション	146	
ストーマ	125	
ストーマケア	65	
ストレス	168	
スポルディングの分類	147	
スワンネック変形	137	
正常な尿酸の産生と排泄	80	
成人ネフローゼ症候群の診断基準	120	
脊髄損傷	102	
舌がん	162	
摂食障害	174	
摂食セルフケア不足	95,101	
全身性エリテマトーデス	140	
——の診断基準	140	
先天性股関節脱臼	108	
——の病態	108	
前立腺がん	126	
——のTMN分類	126	
躁うつ病	166	
早期ダンピング症候群	43	
双極性障害	166	
造血幹細胞移植	29,32,39	
組織統合性障害	135,151	
ソノヒステログラフィ	130	

た行

体液量過剰	119	
体液量不足	11,73,172	
体液量不足リスク状態	9,69	
体液量平衡異常リスク状態	150	
対自己暴力リスク状態	165,170	
帯状疱疹	144	
——の好発部位	144	
大腿骨頸部骨折	110	
大腿骨頸部の分類	110	
大腿骨転子部骨折	110	
対他者暴力リスク状態	170	
大腸がん	62	
——の病期(Stage)分類	63	
大動脈解離	24	
——の模式図	24	
大脳の機能	101	
多飲	72	
脱臼	108	
多尿	72	
多発性関節炎	136	
多発性筋炎	138	
多発性筋炎・皮膚筋炎の改訂診断基準	138	
多発性筋炎・皮膚筋炎の症状	138	
多発性硬化症	92	
多発性骨髄腫	36	

胆汁	58	
断酒会	173	
弾性ストッキング	112	
胆石症	58	
胆道系と胆石症	58	
胆嚢結石	58	
胆嚢摘出術の合併症	59	
タンパク尿	119	
ダンピング症候群	51	
知識獲得促進準備状態	43	
知識不足	81	
中核症状	100	
中心型肺がん	2,3	
中枢神経	92	
注腸造影検査所見	68	
中脳	94	
中脳黒質病変	95	
腸重積症	68	
腸閉塞	66,68	
対麻痺	102	
低タンパク血症	120	
電解質平衡異常リスク状態	67	
てんかん	98	
──の国際分類の骨子	98	
電気痙攣療法の適応	166	
テンシロン試験	90	
頭蓋内圧亢進	83,85,87,88	
頭蓋内許容量減少	83,87	
統合失調症	168	
──の経過に関する模式図	169	
透析療法	117	
疼痛	5,32,53,81,107,132,162	
糖尿病	72,74	
──の診断基準	72	
ドパミン	94,169	
トリグリセリド	78	
トレッドミル法	17	
トレンデンブルグ徴候	108	

な 行

軟骨	106	
二次性高血圧	26	
乳がん	132	
乳腺	132	
入浴セルフケア不足	170,172	
ニューロン	98	
尿酸塩	80	
尿毒症症状	117	
尿路結石症	122	
尿路変向術	124	
人間の尊厳毀損リスク状態	146	
認知機能と生活機能	100	
認知症	100	
──の種類と特徴	100	
認知療法	165	
熱傷	150	
ネフローゼ症候群	120	
ネフロンの減少	116	

脳梗塞	84
脳出血	86
脳腫瘍	88
──の好発部位	88
脳動脈瘤破裂	82
ノンコンプライアンス	27,123,139

は 行

肺炎	6
──の重症度分類	6
肺がん	2
──の発症部位の分類	2
肺結核	142
──の症状	143
排痰	13
排尿障害	92,123,127,131
肺門型肺がん	2,3
肺野型肺がん	2,3
パーキンソン病	94
白内障	154
バセドウ病	76
白血病細胞	28,32
発達遅延リスク状態	22,30
パニック発作	164
バリデーション療法	100
汎血球	38
非効果的気道浄化	7,9,11,13,51,103,132,150,161,162
非効果的健康維持	116
非効果的呼吸パターン	4,5,53,57,91,96,99
非効果的コーピング	165,171,173
非効果的健康管理	7,9,13,15,17,21,25,27,35,36,39,43,47,55,59,73,75,77,78,81,93,95,99,105,106,109,113,119,121,129,131,137,139,141,143,157,159
非効果的抵抗力	43,147
非効果的脳組織循環リスク状態	27,83,89
非効果的末梢組織循環	112
非効果的末梢組織循環リスク状態	107
非効果的役割遂行	134
悲嘆	103
ヒト免疫不全ウイルス	148
皮膚筋炎	138
皮膚統合性障害リスク状態	49,103,109,125,127,153
飛蚊症	158
飛沫感染	142
標準予防策	146
病変の広がりによる潰瘍性大腸炎の分類	49
非裂孔原性網膜剥離	158
頻尿	126
頻脈	77
不安	3,9,11,14,16,24,33,35,36,40,53,59,61,69,72,82,89,93,119,123,129,137,139,146,149,154,156,165
腹水	53,57,135
腹壁静脈怒張	57
腹膜内播種	135

浮腫	57,119
不使用性シンドロームリスク状態	85,87
不眠	167
ヘリコバクター・ピロリ感染	44
ヘリコバクター・ピロリ菌	42
ヘリコバクター・ピロリ除菌療法	44
ヘリコバクター・ピロリ除菌例	47
変形性関節症	106
便秘	129
便秘リスク状態	109
防御的コーピング	175
膀胱がん	124
放射線ヨード療法	76
房水の流れ方	157
ボディイメージ混乱	65,77,85,90,125,127,132,141,145,175
ホルモン療法	128,130
本態性高血圧	26

ま 行

マスター2階段法	17
末期腎不全	117
末梢型肺がん	2,3
末梢性神経血管性機能障害リスク状態	105,109,111,113
慢性移植片対宿主反応	29,33
慢性腎臓病	116
慢性心不全	19,21
慢性疼痛	49,61,71,106
慢性閉塞性肺疾患	12
──の病期分類	12
マンモグラフィ	132
無症候性キャリア期	149
無力感	117
メタボリックシンドローム	80
メチシリン耐性黄色ブドウ球菌	146
メドゥーサの頭	57
メルセブルグの3徴候	77
網膜剥離	158

や 行

やけど	150
輸液療法	151
陽性症状	170
腰椎障害神経根高位と神経学的所見	104
腰椎椎間板ヘルニア	104

ら 行

ラクナ梗塞	84
卵巣がん	134
緑内障	156
──の種類	157
リンパ節	34
レーザー療法	4
裂孔原性網膜剥離の状態	158
レールミッテ徴候	93

経過がみえる疾患別病態関連マップ 第2版

2013年12月5日	初　版　第1刷発行
2015年1月7日	初　版　第3刷発行
2016年2月5日	第2版　第1刷発行
2020年2月3日	第2版　第5刷発行

監修	山口　瑞穂子，関口　恵子
	やまぐち　みほこ　　せきぐち　けいこ
発行人	影山　博之
編集人	小袋　朋子
発行所	株式会社 学研メディカル秀潤社
	〒141-8414 東京都品川区西五反田 2-11-8
発売元	株式会社 学研プラス
	〒141-8415 東京都品川区西五反田 2-11-8
ＤＴＰ	株式会社センターメディア，梶田庸介，小佐野咲
印刷所	株式会社シナノパブリッシングプレス
製本所	株式会社本村

この本に関する各種お問い合わせ先
【電話の場合】
● 編集内容については Tel 03-6431-1237（編集部）
● 在庫については Tel 03-6431-1234（営業部）
● 不良品（落丁，乱丁）については Tel 0570-000577
　学研業務センター
　〒354-0045　埼玉県入間郡三芳町上富 279-1
● 上記以外のお問い合わせは Tel 03-6431-1002（学研お客様センター）
【文書の場合】
● 〒141-8418　東京都品川区西五反田 2-11-8
　学研お客様センター『経過がみえる疾患別病態関連マップ 第2版』係

©M.Yamaguchi, K.Sekiguchi　2016.　Printed in Japan
● ショメイ：ケイカガミエルシッカンベツビョウタイカンレンマップ ダイ2ハン
本書の無断転載，複製，頒布，公衆送信，翻訳，翻案等を禁じます．
本書に掲載する著作物の複製権・翻訳権・上映権・譲渡権・公衆送信権（送信可能化権を含む）は株式会社学研メディカル秀潤社が管理します．
本書を代行業者等の第三者に依頼してスキャンやデジタル化することは，たとえ個人や家庭内の利用であっても，著作権法上，認められておりません．

JCOPY 〈出版者著作権管理機構委託出版物〉
本書の無断複写は著作権法上での例外を除き禁じられています．複写される場合は，そのつど事前に，出版者著作権管理機構（電話 03-5244-5088, FAX 03-5244-5089, e-mail: info@jcopy.or.jp）の許諾を得てください．

　本書に記載されている内容は，出版時の最新情報に基づくとともに，臨床例をもとに正確かつ普遍化すべく，著者，編者，監修者，編集委員ならびに出版社それぞれが最善の努力をしております．しかし，本書の記載内容によりトラブルや損害，不測の事故等が生じた場合，著者，編者，監修者，編集委員ならびに出版社は，その責を負いかねます．
　また，本書に記載されている医薬品や機器等の使用にあたっては，常に最新の各々の添付文書や取り扱い説明書を参照のうえ，適応や使用方法等をご確認ください．
株式会社 学研メディカル秀潤社